JN239604

プレ

まいにちの食で体調を整える!

更年期の漢方

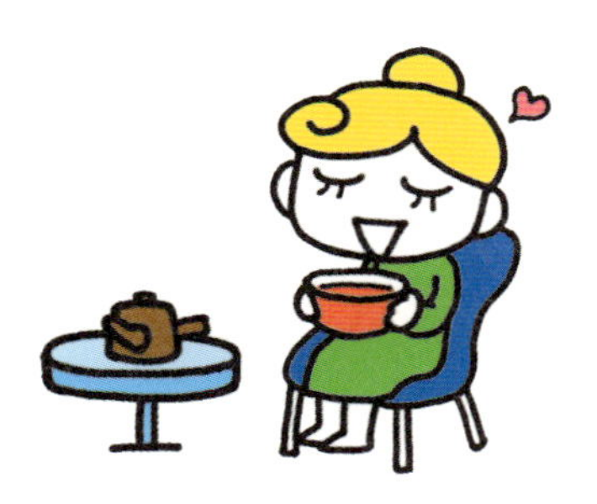

つちや書店

はじめに

女性なら、だれもが通る更年期ですが、症状も程度も人によってさまざまで、なにが更年期のトラブルだったのか分からない、という人もいらっしゃるようです。

薬膳の考え方のベースになっている中医学では、症状を治すことよりも、症状が現れる前からケアすることを重視しています。つまり更年期も、症状が気になりだす前から準備しておくことが大切なのです。

年齢でいえばプレ更年期は35～45歳くらい、更年期は45～55歳前後です。このちょっとした体調の変化を感じ始めるプレ更年期の過ごし方で、その先のメインイベントの更年期（とあえて言ってしまいますね）の心・健康の状態が変わります。もちろん更年期どまんなかの方も、今から始めても遅くはありません。

ちなみに現在、わたしはこのメインイベントの参加者で、血虚が進むと陰虚になりやすく（まさにわたしがそのタイプです）陰虚に多い「のぼせ」や「ほてり」がまったくないとは言いませんが、さほど気にはなりません。日々、薬膳食材を自分の体で実感しています。

薬膳は、自分と向き合うためのツールです。

本書をきっかけに、みなさまが自分の体質を知り、折り返しの人生をどのように過ごすのか、前向きに考えるための一助になれば幸いです。

一般社団法人 薬膳コンシェルジュ協会代表理事
杏仁美友

まいにちの食で体調を整える！
プレ更年期の漢方

目次

PART 1
その症状 プレ更年期かも？

PART 2
症状別 プレ更年期を改善する 漢方ごはん

婦人科系など女性特有の不調

プレ更年期によくある不調

髪・肌・体型など外見の衰え

本書の使い方

本書では、プレ更年期に気になる30症状の改善法とおすすめの食材、おすすめ食材を使った簡単レシピを紹介しています。

「おすすめ食材」の見方

こんな人に： 気虚・寒
五性： 温性　**五味：** 甘鹹味

こんな人に：
食材の性質がどの体質におすすめかを示しています。

五性： 食材の寒熱を示しています。（P.30参照）

五味： 食材の五味を示しています。（P.28参照）

レシピのルール

・小さじ1は5mℓ、大さじ1は15mℓ、1カップは200mℓ、1合は180mℓです。
・火加減について表記がないものは、中火を目安に加熱してください。

PART 1

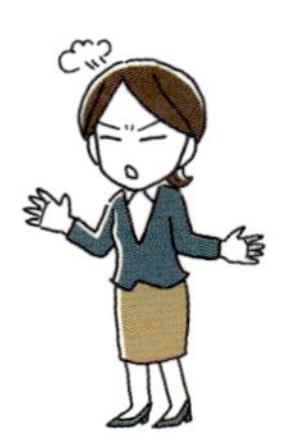

その症状 プレ更年期 かも？

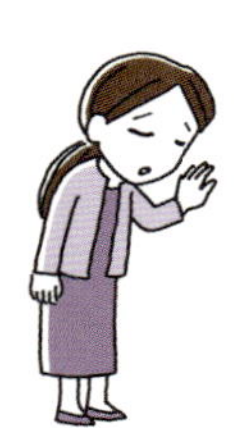

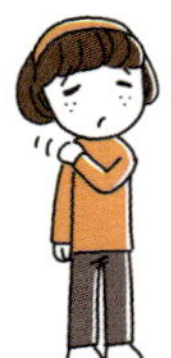

プレ更年期の不調は「食」で改善できます。
ここでは漢方の考え方の基本と、プレ更年期の症状を
改善するしくみを紹介します。

35歳を越えてから こんな症状ありませんか？

女性は35歳を過ぎたころから女性ホルモン機能が低下して、イライラ、むくみ、ほてり、肌の乾燥などのプレ更年期の症状が現れます。あなたのその不調も、もしかしてプレ更年期かも!?

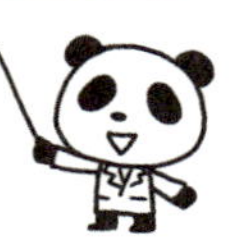

プレ更年期世代の不調と悩み

「プレ更年期世代（35～44歳）」の女性のうち、**約60％が体の不調について、なんらかの自覚症状があり悩んでいる**そうです。

- **生理の周期**
- **疲れがいつまでも残る**
- **肌荒れが気になる**
- **以前より感情的になった**

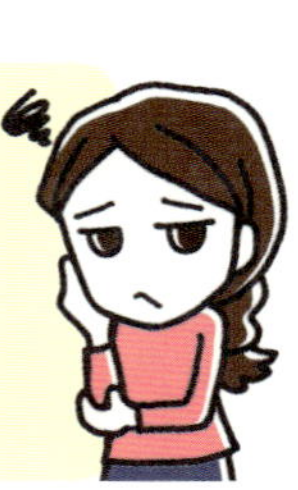

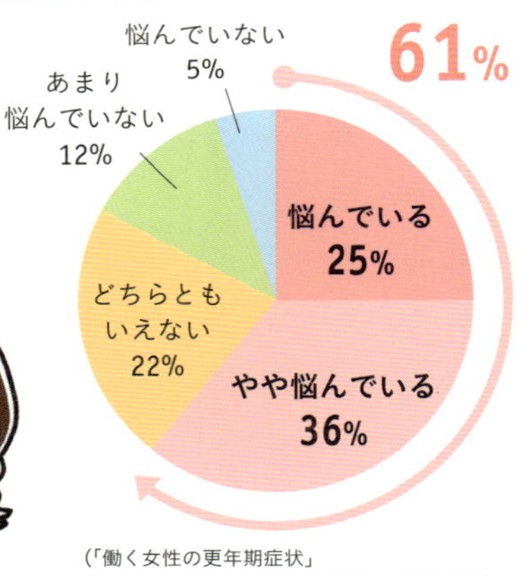

（「働く女性の更年期症状」ドコモ・ヘルスケア株式会社調べ（2018年））

病気以前の未病を改善して不調のない体を作る

このような病気以前の不調を東洋医学では「未病」と呼び、とても重視しています。**特に35歳を過ぎてからの未病は、加齢という下り坂で起こるプレ更年期の始まりの可能性**が高いです。ここでは、プレ更年期に見られる不調を、「婦人科系など女性特有の不調」「プレ更年期によくある不調」「肌・髪・体型など外見の衰え」「精神的トラブルなど心の不調」の４つのカテゴリーに分けて考えてみます。あてはまる症状がひとつでもあれば、食材で体質と不調の改善をめざしましょう。

プレ更年期症状をチェックしましょう

婦人科系など女性特有の不調

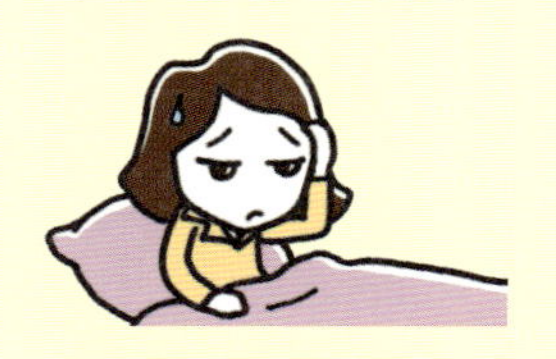

→P.34をチェック

- □ 生理の周期が以前より長く（または短く）なった
- □ ストレスや気候によって生理不順になることがある
- □ 生理痛やPMSがひどくなった
- □ 性交渉が面倒になることがある
- □ 尿もれを感じることがある

女性ホルモンの減少に伴って婦人科系のトラブルが多くなってきています。生理中はいつもより長い睡眠を心がけ、ゆったりと過ごすようにしましょう。

プレ更年期によくある不調

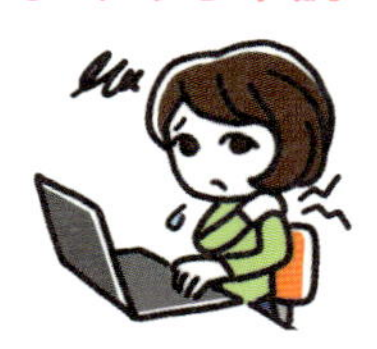

→P.62をチェック

- □ 疲れやすくなった
- □ 肩こり、腰痛が気になる
- □ 冷えやのぼせ、ほてりがある
- □ 便秘が気になる
- □ 胃痛や下痢などの症状がある

「もう若くないんだから、不調はしかたがない」とあきらめていませんか。年齢とともに多くなる体のトラブルも、薬膳ごはんでしっかり改善できます。

肌・髪・体型など外見の衰え

→P.110をチェック

- □ 顔や体の皮膚の乾燥が気になる
- □ お手入れをしても消えない小ジワがある
- □ 目や口角が下がり、顔のたるみが気になる
- □ 髪の量、コシ、つやがなくなり白髪がめだってきた
- □ やせにくくなり、体型が気になる

肌や髪のトラブル、体のうるおい不足、体重の増加も、加齢による代謝や筋肉の衰えが原因です。でも大丈夫！　症状に合わせて対処をすれば、まだまだ改善できます。

精神的トラブルなど心の不調

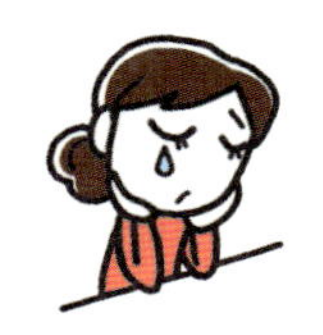

→P.138をチェック

- □ おこりっぽく、イライラしやすくなった
- □ ちょっとのことで落ち込みやすくなった
- □ 涙もろくなった
- □ 人に言われたことが気になるようになった
- □ 自分の年齢を意識するようになった

老化は心も衰えさせます。心と体はつながっていて、心が衰えると見た目も老け込んでしまいます。若いころの自分と比べるのではなく、今の自分を楽しみましょう。

女性は「7」の倍数で体が変化します

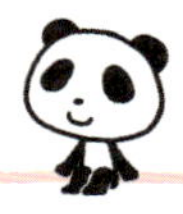

漢方では、女性の一生のリズムを7の倍数で考えます。28歳で成熟のピークをむかえると、35歳から少しずつ衰えていきます。これが、いわゆるプレ更年期の始まりで、この時期の対処で更年期の心と体調が変化します。

7歳 小学生

14歳 初潮

21歳 身長が伸びきる

28歳 身体機能、性機能のピーク

35歳から心と体をしっかりケアして老化をストップ！

女性は35歳を越えたころから20代とは違う変化を感じ始めます。さらに42歳を過ぎると体の衰えを感じ、49歳前後で更年期が始まり閉経をむかえます。**更年期には、更年期特有のさまざまな症状に悩まされますが、35歳から45歳ごろのプレ更年期にも、それとよく似た不調が現れます**。そしてこの**プレ更年期をどう過ごすかによって、症状と老化の速度が変化します**。50代からの本格的な更年期を楽しく過ごすためにも、プレ期の体の変化を見逃さないようにしましょう。

35歳からの体の変化は
プレ更年期の始まりです
不調に応じた対処で
老化の速度が変わります

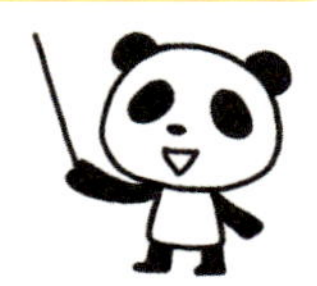

プレ更年期の養生がもっとも大切

35歳
肌や髪が衰え始める

42歳
体力の衰えを感じ始める

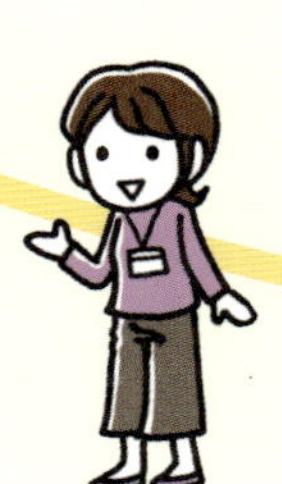

49歳
閉経が近づいてくる

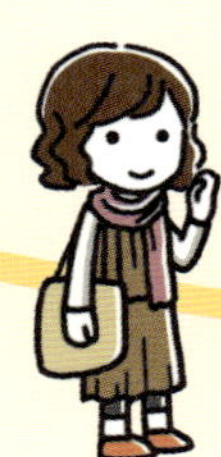

56歳
全体に老化が見られる

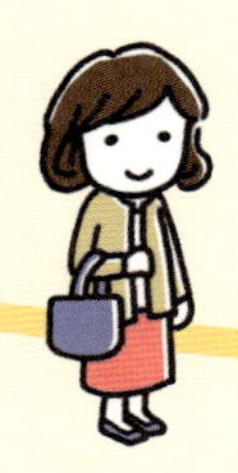

プレ更年期

35歳
- 疲れがたまる
- 胃腸の働きが弱まる
- 肌のハリや髪のコシが気になる

42歳
- 体力がなくなる
- 白髪が気になる
- 生理周期が不安定になる
- 体の冷えが気になる

更年期

49歳
- 顔のシワ、白髪が増える
- トイレが近くなる
- 集中力がなくなる
- 記憶力の低下を感じる

56歳
- 白髪がさらに増えて、髪が薄くなる
- 足腰に力が入りにくくなる
- 目や耳の不調、排尿トラブルが起こりやすくなる

薬膳でプレ更年期の症状が改善できる理由

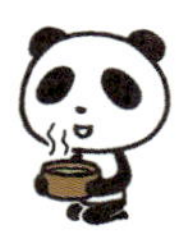

プレ更年期に現れるさまざまな症状は、私たちがまいにち食べている身近な食材で改善できます。それぞれの食材が持つ効果と特徴を理解して、自分の体質と症状に合った食材を取り入れることが大切です。

身近な食材でプレ更年期症状を改善する

「漢方」とは、鍼やお灸とならぶ東洋医学の考え方です。**人間が本来持っている治癒力を高めて病気を改善するだけでなく、心身のバランスを整えながら病気にならない体を作り、大きな不調に発展する前に食い止め、予防する医学**でもあります。

この本で紹介する食材には、治療効果が高く、漢方薬になっている生薬も含まれていますが、大根、とうもろこし、肉、にらなど、私たちが日ごろから食べているなじみ深い食材もたくさんあります。それぞれの**効果や特徴を、その時の症状と自分のタイプに適合させれば、プレ更年期症状の予防と改善につながります**。

身近な食材を取り入れた漢方効果のある食事で、症状の改善と予防をめざしましょう。

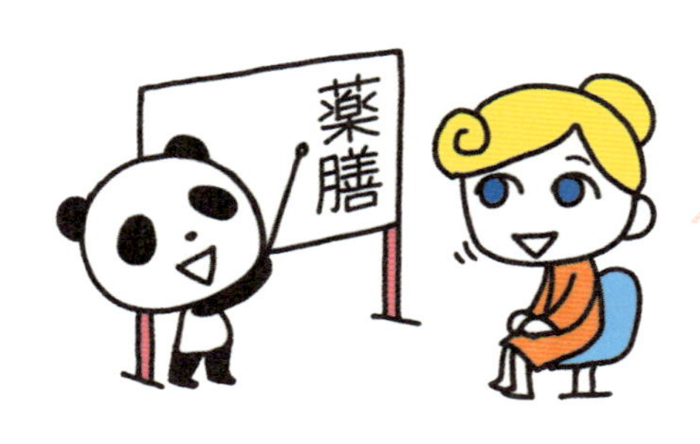

漢方の考え方を薬として
取り入れたのが「漢方薬」で
まいにちの食事に置き換えたのが
「薬膳」なのね

薬膳の３つの特徴

1 体質や症状に合わせて食材を選ぶ

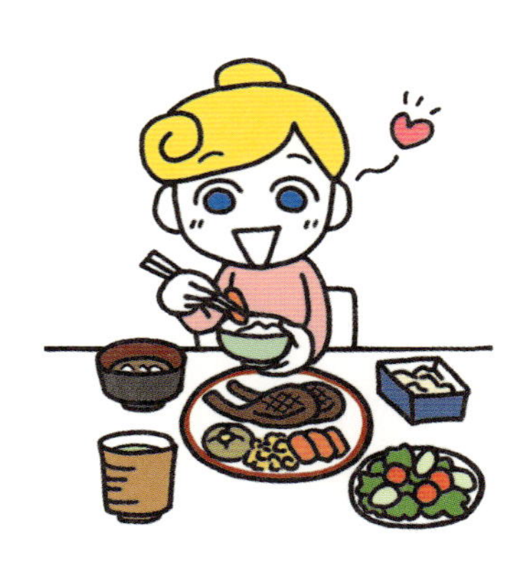

漢方の考えでは、自分の体質やその日の体調、症状に合わせて食べものを摂ることが大切です。**病名ではなくその人の体質に合わせる**ので、「便秘」でもタイプによって食材が違ったり、生理痛と胃痛など原因の違う痛みでも、効く食材が同じになる場合もあります。そのため、まずは自分の体質を知ることが大切です。（→P.16参照）

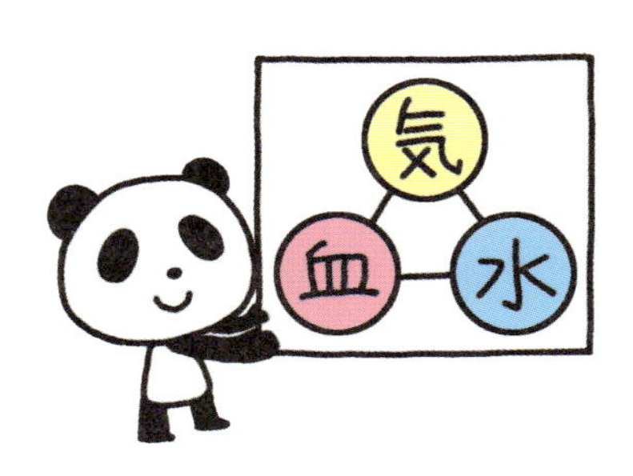

2 気・血・水と五臓、五味、五性

自分の体質と症状に合った食材を意識することから始めましょう。その効果から「食はくすり」が実感できます。本書の食材とレシピは、漢方の考え方（気・血・水、五臓、五味、五性など）を基本に紹介しています。

3 外食やコンビニ食でもOK

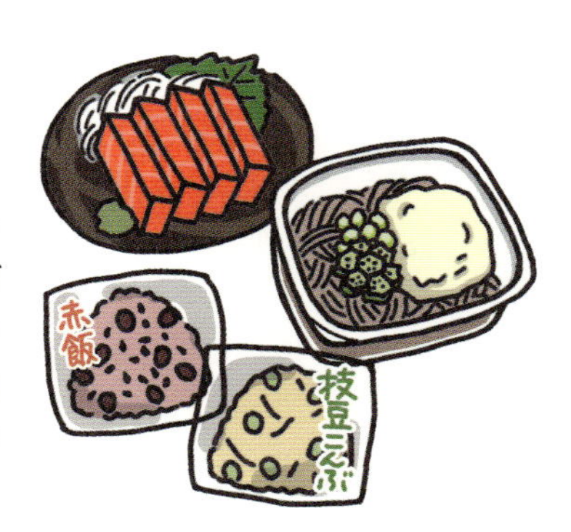

生薬効果のある食材を選べるようになると、いつでもどこでも「薬膳」が可能です。たとえば貧血に悩んでいて、「血を養う食材→カツオかマグロの刺身を注文」できれば、もうりっぱな「薬膳」です。食をストレスにせず、楽しくまいにちの生活に取り入れましょう。

漢方の
考え方
1

健康を支える
気・血・水

体や体質を作る気・血・水

漢方で体の健康は、「気・血・水」のバランスにあると考えます。気・血・水とは、私たちの体の基本になっているもので、「気」は目に見えない「気力」や「やる気」などの生命活動を営むエネルギーのことです。「血」はいわゆる血液にあたるもので、これが全身に十分に巡っていれば顔色はよく、精神も安定します。「水」はリンパ液や汗などの血液以外の体液のことで、体にうるおいを与えます。

この**「気・血・水」がそれぞれ影響しあい、協力しあって体の健康を支えています**。しかし、疲れやストレス、生活リズムの乱れ、加齢などのさまざまな要因によって異常が生じると、「健康」のバランスが崩れて体と心に不調と変化をもたらします。**プレ更年期の症状も、この気・血・水の乱れで起こります**。

そのため、気・血・水に過不足や滞りがあるかどうかを、いつも気にかけていることが大切です。

16ページの「プレ更年期の体質をチェック」で、自分のタイプを確認しましょう。気が不足している、血が滞っているなどの8つのタイプに分けられますが、気と血の巡りが悪い、血が不足で水が滞るなどの複数のタイプを合わせ持つ体質もあります。体のバランスを保つために気をつけること、必要な食材をおさえましょう。

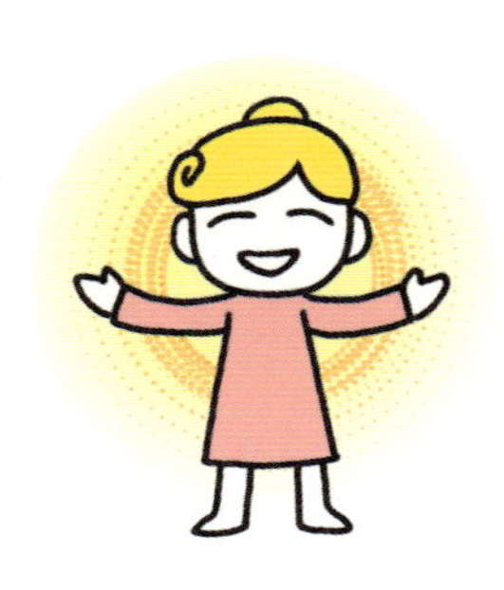

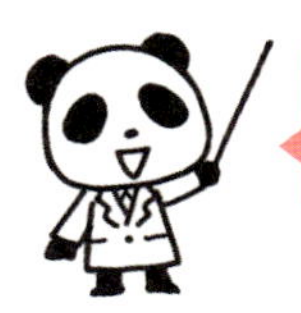

3つのバランスが整えば健康を保てます！

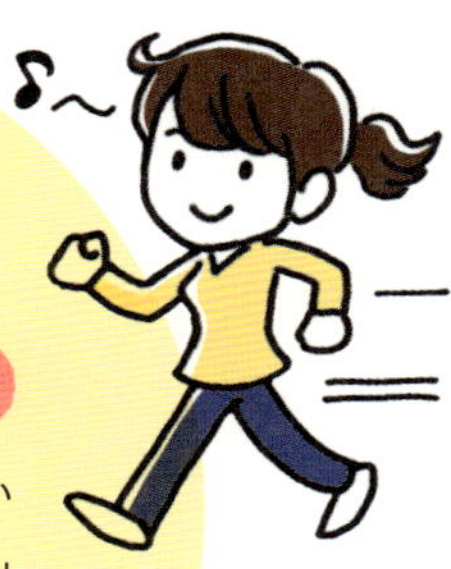

気

活動エネルギーの源

体中を巡っている目には見えない生命エネルギーのことで、「元気」や「気力」の気。活力のもとになるものです。新陳代謝を高めて体温を保ち、細菌やウイルスの侵入を防ぐ働きがあります。

血

全身に栄養を届ける血液

おもに血液のことです。全身の細胞にたっぷりと栄養とうるおいを与え、それぞれの組織が潤滑に動くように調整する働きがあり、精神を安定させる作用もあります。

水

血液以外の体液

血液以外の体液と分泌液のことで細胞や組織にうるおいを与える働きをします。皮膚や髪の毛をうるおすとともに汗や尿を生成し、関節をなめらかにして保護します。

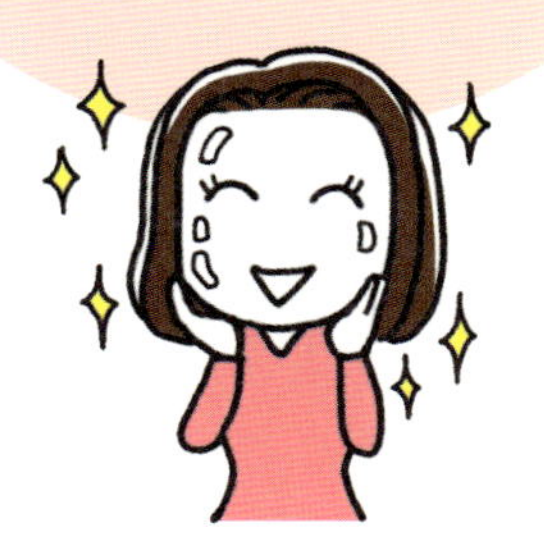

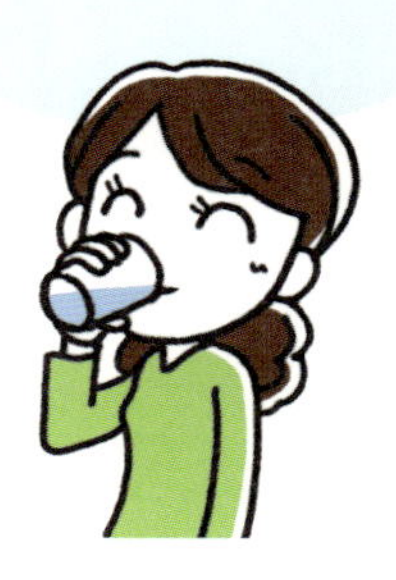

あなたがなりやすい
プレ更年期の体質をチェック

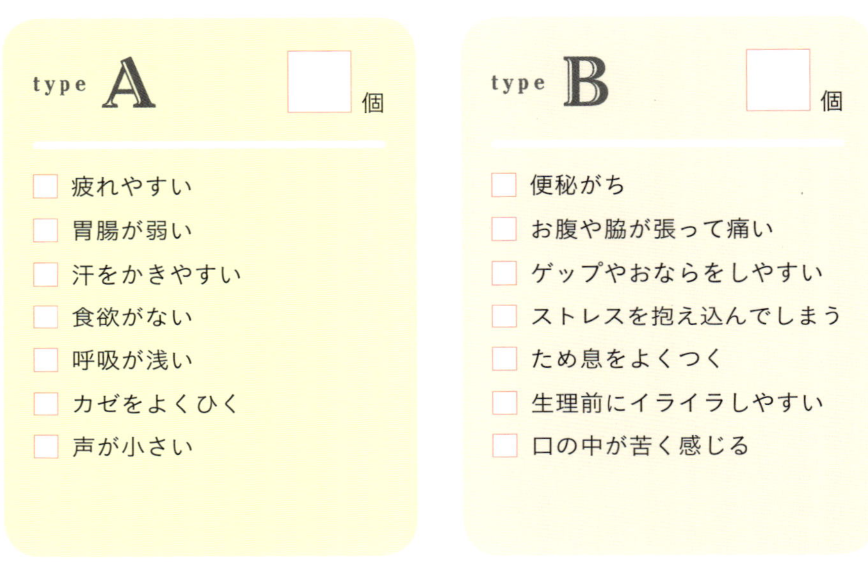

type A　□個

- □ 疲れやすい
- □ 胃腸が弱い
- □ 汗をかきやすい
- □ 食欲がない
- □ 呼吸が浅い
- □ カゼをよくひく
- □ 声が小さい

type B　□個

- □ 便秘がち
- □ お腹や脇が張って痛い
- □ ゲップやおならをしやすい
- □ ストレスを抱え込んでしまう
- □ ため息をよくつく
- □ 生理前にイライラしやすい
- □ 口の中が苦く感じる

type C　□個

- □ 顔色にツヤがない
- □ くちびるや爪の色が青白い
- □ 髪がパサつく
- □ 目がかすむ
- □ 頭がボーッとする、物忘れが多い
- □ なかなか寝つけない（夢をよく見る）
- □ 生理の経血が少ない

type D　□個

- □ 顔色がくすんでいる
- □ 皮膚が乾燥してカサカサしている
- □ 目元にクマができやすい
- □ シミやあざができやすい
- □ 肩こりが気になる
- □ 冷えのぼせがある
- □ 経血にレバーのような塊があり、生理痛がひどいあてはまるチェック項目が多いところがあなたのタイプです。
複数のタイプにあてはまることもあります。タイプ別の解説は、
18 ～ 25ページを参考にしてください。

type E　□個

- □ 手足がほてる
- □ 口が渇く
- □ 肌が乾燥しやすい
- □ のぼせがある
- □ イライラしやすい
- □ 寝汗をよくかく
- □ めまいや不眠がある

type F　□個

- □ 梅雨時に体調が悪くなる
- □ 胃のあたりでポチャポチャ音がする
- □ むくみがち
- □ たんやツバが出やすい
- □ おりものが多い
- □ 体が重く、だるい
- □ 水を飲んでも太る

type G　□個

- □ 暑がり
- □ 喉が渇きやすい
- □ 顔色が赤っぽい
- □ 冷たいものが好き
- □ 汗っかき
- □ 便秘がち（便が硬い）
- □ 怒りっぽい

type H　□個

- □ 寒がり
- □ 手足が冷たい
- □ 顔色が白っぽい
- □ 温かいものが好き
- □ トイレが近い
- □ 便がやわらかく、下痢ぎみ
- □ むくみやすい

Aが多い

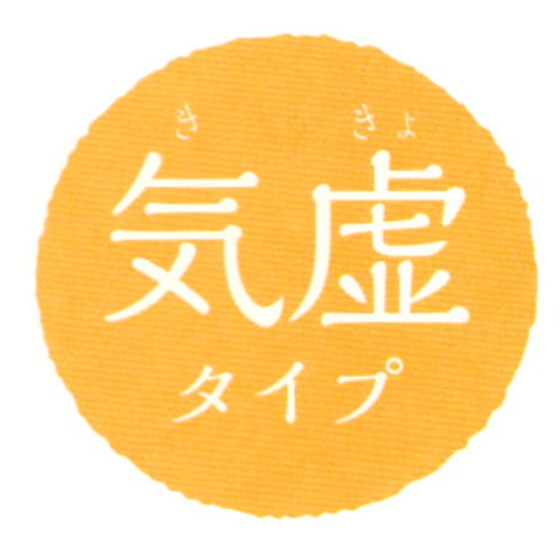

生命エネルギーが不足ぎみ

ぐったりさん

「気」は体内をくまなく流れるエネルギーです。この**気が不足すると、体温の維持、汗のコントロール、新陳代謝、免疫力などに異常をきたし、さまざまな体の不調となって現れます**。また**息切れ、動悸、めまい、不正出血が起こりやすくもなります**。

消化器系の機能が低下することで食事から栄養が十分に摂れず、常に疲れやだるさなどを感じやすくなり、代謝機能が弱まって太る場合もあります。

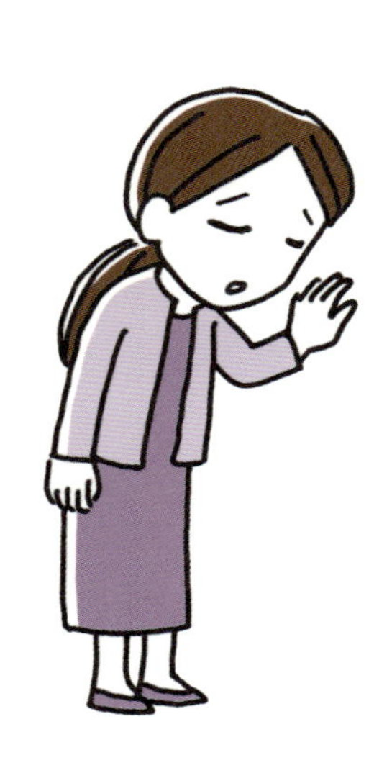

プレ更年期アドバイス

疲れやすい「気虚」タイプは、運動のしすぎや睡眠不足でも体調を崩しやすいので注意が必要です。睡眠時間をしっかり確保し、消耗した気をチャージしましょう。気は食事からも補給できるので、消化がよく、バランスのとれた食事を心がけましょう。

気の不足を補うおすすめ食材

米、牛肉、豚肉、鶏肉、鶏卵、カツオ、タコ、長いも、じゃがいも、しいたけ、かぼちゃ、アボカド、豆類、ぶどう、ナツメ、朝鮮人参、酒粕、甘酒など

Bが多い

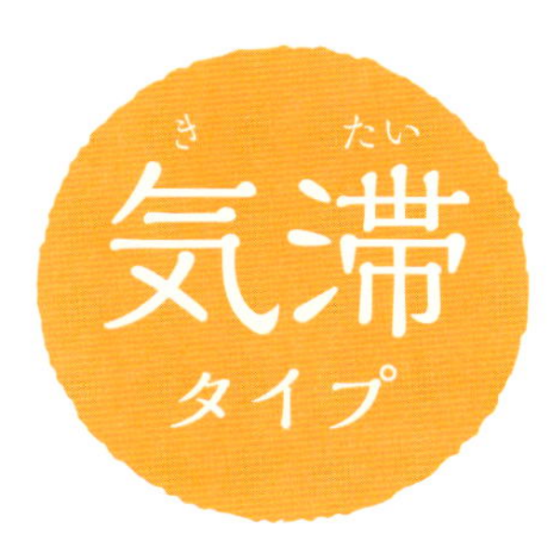

「気」の巡りが滞っている イライラさん

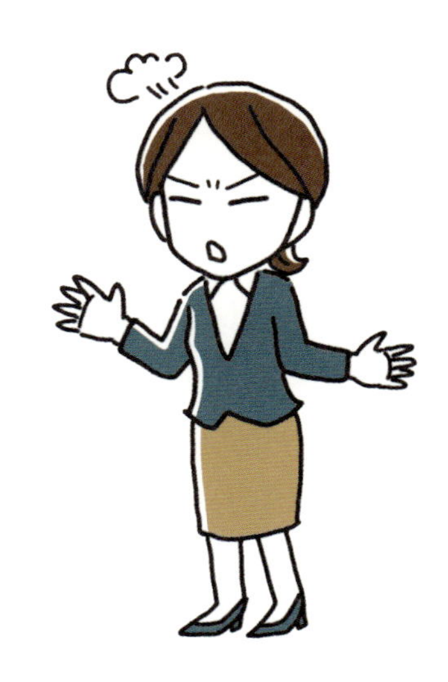

体内をくまなく巡る**「気」の流れが、ストレスや不規則な生活などで阻害されている状態**です。**イライラのほかにも気分によって食欲にムラがでたり、頭痛や肩こり**など、体のどこかに痛みや腫れを感じることもあるかもしれません。また、自律神経のコントロールがうまくできず、精神が不安定になり、感情の浮き沈みが激しくなりがちです。そのほか、お腹が張りやすいのもこのタイプの特徴です。

プレ更年期アドバイス

「気滞」タイプは、発散させることが重要です。ふさぎ込んだりイライラしやすいので、ひとつのことにこだわりすぎてストレスをため込まないことが大切です。適度に運動して汗をかいたり、大声で笑ったり、アロマテラピーを楽しむなどして気分をリラックスさせましょう。

気の巡りをよくするおすすめ食材

サケ、しそ、セロリ、ピーマン、玉ねぎ、ミント、ゆず、香菜（パクチー）、みかん、グレープフルーツ、きんかん、陳皮、サンザシ、八角、ジャスミン、ローズ、マイカイカなど

Cが多い

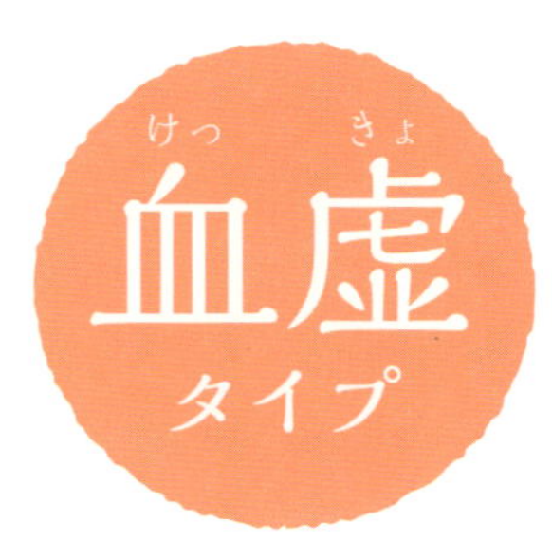

体に栄養が運べない クラクラさん

全身に栄養を送る「血」が不足しています。貧血になりやすく、肌や内臓にも栄養が届かないので、血色が悪くツヤのない顔色になったり、肌がかさついたり、コロコロ便が出たりします。また、脳に行きわたる血液が不足すれば、不眠や物忘れなどが起こりますし、自律神経が乱れて心が不安定になることもあり、血虚は精神の安定にも深く関わっています。

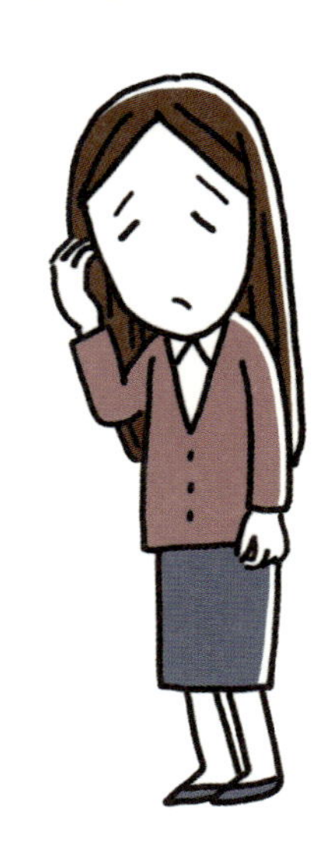

プレ更年期アドバイス

レバーや牛肉の赤身などの血を補う食材を食べ、体に栄養を巡らせましょう。また、血は寝ている間に作られるので、十分な睡眠を心がけることが改善につながります。目の酷使も血を消耗させるので、パソコンの長時間の使用やテレビの見すぎにも注意しましょう。

血の不足を補うおすすめ食材	牛肉、レバー、鶏卵、アサリ、マグロ、イカ、スッポン、ひじき、ほうれん草、にんじん、黒豆、黒ごま、黒きくらげ、クコの実、松の実、当帰、金針菜、龍眼肉、何首烏など

Dが多い

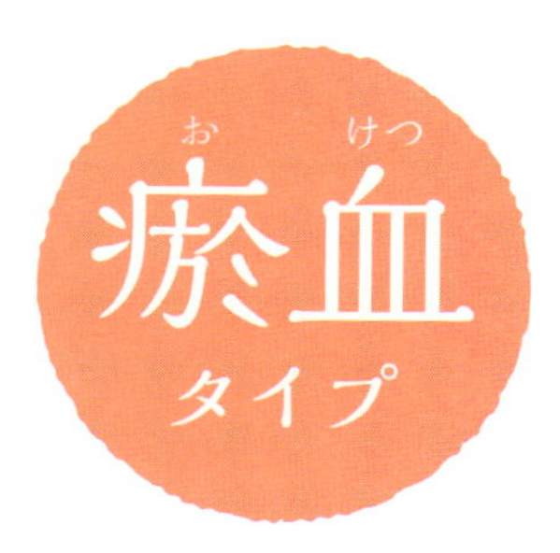

「血」の巡りが悪い

ドロドロさん

「瘀血」とは、**血液が滞ってうっ血している状態や、血行不良そのものを指します**。**肩こりや腰痛、目のクマ、あざができやすい**、などがよくある症状です。長時間同じ体勢で仕事をするなど体をあまり動かさない人に多く見られますが、夜に状態が悪化しやすく、特定の部位に痛みが起こるのも症状のひとつです。生理痛など、婦人科系のトラブルが多いのも特徴です。

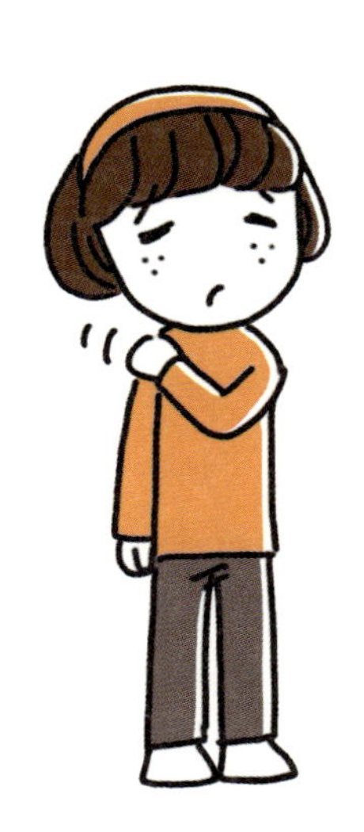

プレ更年期アドバイス

瘀血の原因に多い冷えを改善したり、甘いものを控えましょう。体を温める食材を積極的に摂り、入浴はゆっくりと湯船に浸かって体を芯から温めます。また、同じ体勢で長時間いるときは、1〜2時間おきに体を伸ばしたり、軽く歩いたりすることが大切です。

血の巡りをよくするおすすめ食材

サケ、サバ、サンマ、イワシ、うなぎ、玉ねぎ、菜の花、パセリ、にら、なす、クレソン、黒豆、桃、納豆、サンザシ、紅花、マイカイカ、ローズ、サフラン、酒粕、酢など

Eが多い

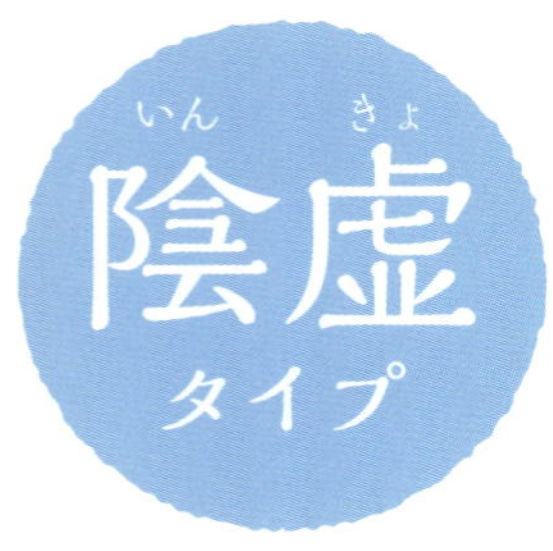

体の水分が不足して熱がたまる

カラカラさん

体の「水分」とは、汗や鼻水、だ液、尿、リンパ液などの（血液以外の）体液を指します。**これらが不足すると、更年期症状によく見られる肌の乾燥や喉の渇き、便秘などが起こりやすく**、ほてりやのぼせ、微熱が出ることもあります。また関節や腰が痛んだり、寝汗をよくかく人もいます。不安やイライラなどの精神的な症状が現れる場合もあります。

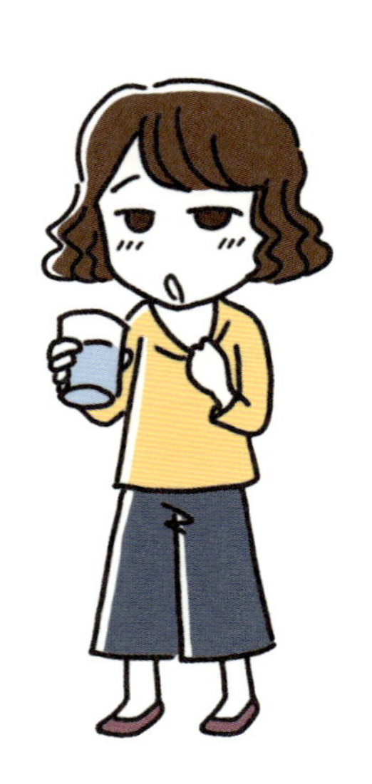

プレ更年期アドバイス

体の熱を冷ますための水分が不足しているので、ミネラル分を多く含む食材や水分を補う食材、体の熱を冷ます作用のある食材を積極的に摂りましょう。過労や睡眠不足によって微熱が出ることもあるので、規則正しい生活を心がけましょう。

必要な水分を補う おすすめ食材	豚肉、鴨肉、鶏卵、カニ、イカ、ハマグリ、スッポン、長いも、白きくらげ、トマト、ゆり根、梨、梅、豆腐、ツバメの巣、白ごま、はちみつ、五味子、豆乳、緑茶など

Fが多い

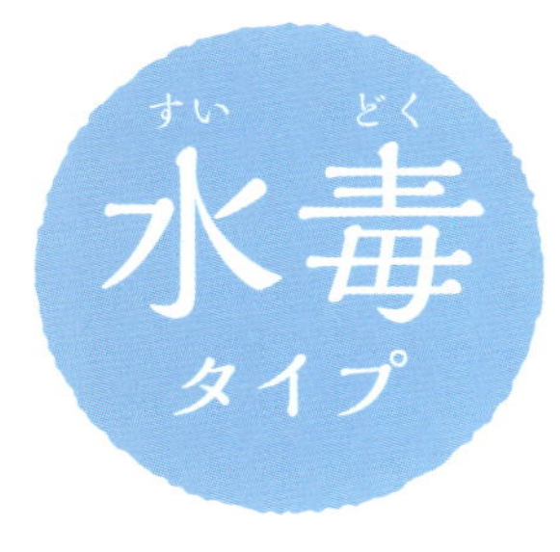

水分が体の中で渋滞している

ぽちゃぽちゃさん

水分代謝が悪く、体に必要のない水分までためすぎている状態です。**下痢やむくみのほかにも、胸が苦しくなる、頭が重い、めまいなどの症状がでやすくなります**。水分代謝がスムーズでないために老廃物がたまりやすく、花粉症になりやすいタイプです。原因は食事だけでなく、雨に濡れたり、湿気の多い場所に長時間いることで症状が引き起こされる場合もあります。

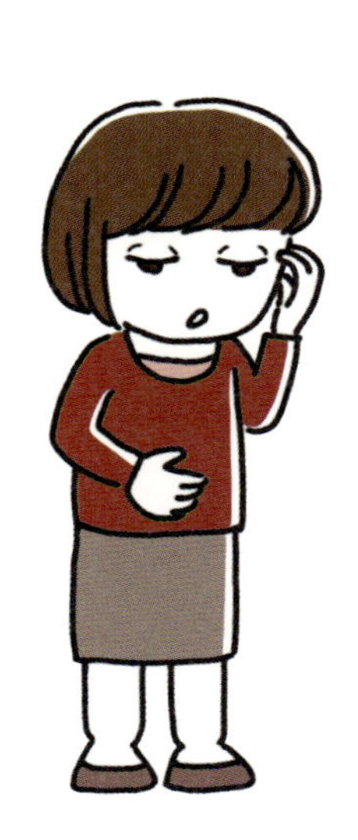

プレ更年期アドバイス

生もの、冷たいもの、甘いものは控えて、利尿作用のある食材を積極的に摂りましょう。このタイプは胃腸の消化吸収機能が弱いことが多いので、胃腸を丈夫にする食材もおすすめです。体を動かして汗をかき、余分な水分と老廃物を排出することを心がけましょう。

水分代謝をよくするおすすめ食材	はと麦、とうもろこし、タイ、スズキ、アサリ、昆布、ワカメ、冬瓜、きゅうり、うど、生姜、緑豆、黒豆、あずき、スイカ、黄耆、蓮の葉、金針菜、香菜、紅茶、ウーロン茶など

Gが多い

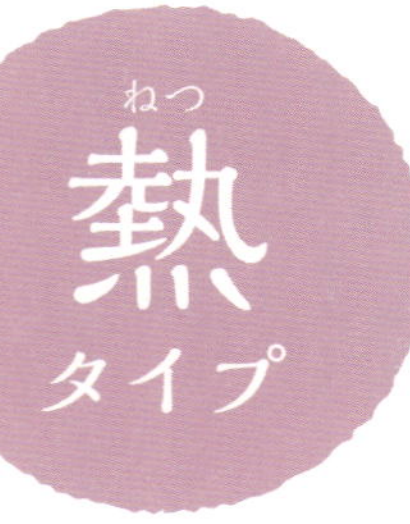

熱を生み水分が消耗する

カッカさん

体力があり、胃腸が丈夫な人で、体内に過剰の熱があるタイプです。「陰虚」と似ていますが、水分がもともと不足している陰虚に対し、「熱」タイプは熱の過剰によって体内の水分が消耗されるのが特徴です。**ニキビやアトピーなどの皮膚疾患や、肥満、便秘、多汗などの症状がでやすくなります**。血液がドロドロになりやすいので、高血圧や糖尿病にも注意が必要です。

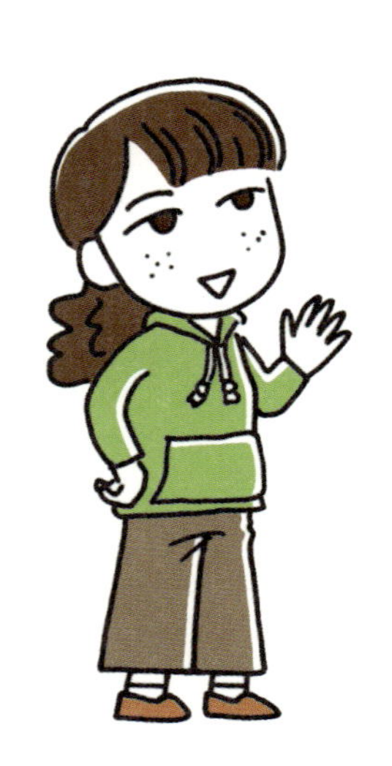

プレ更年期アドバイス

体を冷ます作用のある食材を摂り、体を鎮静させましょう。香辛料やお酒などの刺激物は、体に熱がたまるので控えめに。このタイプは元気そうにしていても、過信すると突然倒れたりすることも。頑張りすぎないよう、意識してブレーキをかけることが大切です。

体の熱を冷ます おすすめ食材	小麦、カニ、シジミ、ワカメ、きゅうり、大根、ごぼう、冬瓜、なす、白菜、たけのこ、もやし、トマト、セロリ、あずき、緑豆、柿、菊花、蓮の葉、緑茶、ウーロン茶など

Hが多い

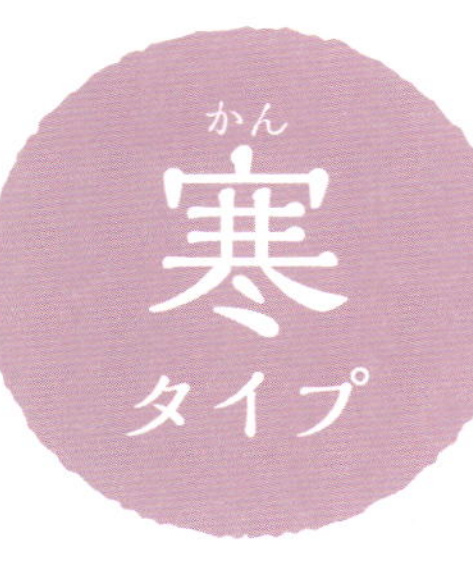

体が温められない

ぶるぶるさん

いつも手足が冷たい、クーラーの冷気が苦手など、とにかく体を温める機能が不足している状態です。気虚の進んだ状態といえますが、虚弱体質やストレス、疲労や飲食が原因の場合もあります。また、**新陳代謝が悪いので冷え性の場合が多く、カゼをひきやすいタイプ**です。内臓が冷えて腸の働きが鈍くなる冷え便秘や、慢性の肩こり、生理痛に悩む人も多いです。

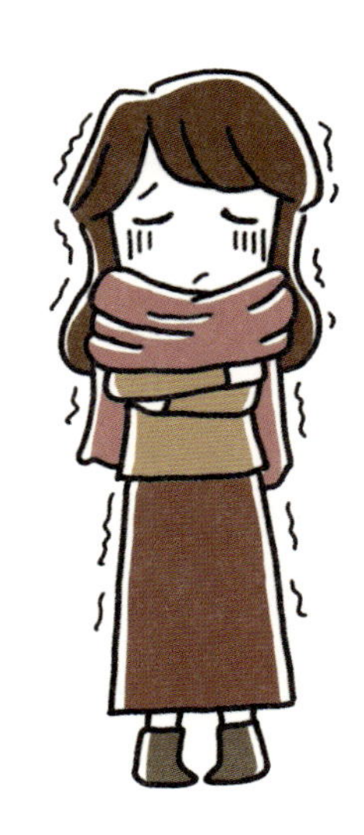

プレ更年期アドバイス

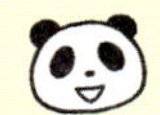

季節を通して、体を冷やさない服装を心がけましょう。冬の寒さだけでなく、夏の冷房の冷えにも注意します。体を温める温熱食材を積極的に摂るのはもちろん、ぬるめのお風呂にゆったりと入って血行をよくしたり、適度なスポーツで代謝を上げるのもよいでしょう。

体を温めるおすすめ食材

羊肉、鶏肉、サケ、イワシ、マグロ、エビ、しそ、にら、かぼちゃ、ねぎ、生姜、よもぎ、にんにく、クルミ、唐辛子、シナモン、当帰、朝鮮人参、紅花、マイカイカ、ウイキョウなど

漢方の考え方 2

体を構成する 五臓

漢方で考える体の中の臓器とは

体を構成する「気・血・水」が五臓のすみずみまで行きわたり、体を滋養することで健康が保たれると漢方では考えられています。**五臓とは「肝・心・脾・肺・腎」のことで、その働きは心臓や肝臓などの内臓器官が持つ本来の機能のほかに、より広い働きがあり、関連する部位やメンタル面にまで影響を及ぼします**。また、五臓は季節との関わりも深く、春は肝(かん)、夏は心(しん)、梅雨は脾(ひ)、秋は肺(はい)、冬は腎(じん)の働きが弱くなるので、季節や体質に合った食材を選びましょう。

腎(じん) 冬

腎におすすめ食材

羊肉、うなぎ、にら、ぶどう、黒ごま、栗、クルミ、クコの実など

- 冬は「腎」の働きが悪くなり、冷えや血流障害、泌尿器系のトラブルが起こりやすくなります。
- 腎が弱まると足腰が弱まり、白髪、記憶力の低下などさまざまな老化現象を招き、人の成長や発育、ホルモンの分泌が急速に衰えやすくなります。

肺(はい) 秋

肺におすすめ食材

はと麦、しそ、長いも、玉ねぎ、れんこん、梨、松の実、クルミなど

- 秋は「肺」の働きが悪くなり、乾燥や皮膚・粘膜のトラブルが起こりやすくなります。
- 肺が弱まると、呼吸器系や皮膚疾患のほか、花粉症などのアレルギー症状を招き、水分代謝や免疫力、皮膚のバリア機能が衰えやすくなります。

肝（かん）

春

肝におすすめ食材

レバー、イカ、アサリ、シジミ、セロリ、トマト、クコの実、菊花など

- 春は「肝」の働きが悪くなり、筋や目のトラブルが起こりやすくなります。
- 肝が弱まると、生理痛などの月経異常、イライラ、自律神経失調症などを招き、代謝や解毒作用が弱まり、自律神経、運動神経、情緒面が衰えやすくなります。

心（しん）

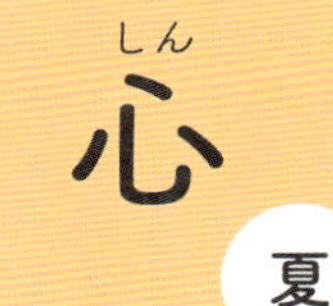

夏

心におすすめ食材

小麦、鶏卵、ゆり根、ナツメ、スイカ、蓮の実、ウコン、緑茶など

- 夏は「心」の働きが悪くなり、顔色や舌が赤くなって、体に熱を持ちやすくなります。
- 心が弱まると、動悸や息切れ、不整脈、もの忘れ、不眠などの症状を招き、血と気の巡り、精神や意識が不安定になります。

脾（ひ）

梅雨

肝におすすめ食材

鶏肉、長いも、さつまいも、キャベツ、かぼちゃ、ナツメなど

- 梅雨は「脾」の働きが悪くなり、胃腸病やジュクジュクした皮膚の炎症が起こりやすくなります。
- 脾は水分代謝にも関係があり、働きが悪くなると、むくみや下痢などの症状が現れることもあります。

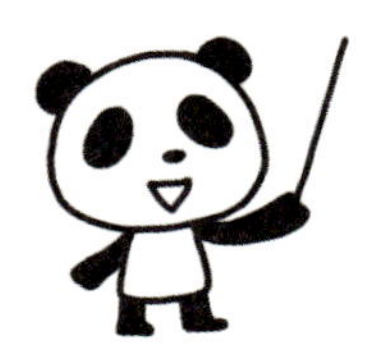

漢方の考え方……3

味覚と効能を示す 五味

食べものの味と体の関係

食材には「酸味、苦味、甘味、辛味、鹹味（塩辛い）」の５つの味（五味）があります。これらの味は五臓とつながっていて、適度にバランスよく摂ることでそれぞれの機能を養います。五臓が不調になると、対応する五味が欲しくなったり、受け付けなくなることもあります。五味は、私たちが感じる味覚とほぼ同じです。覚えておくと、「今日はちょっとデトックスしたいから、苦いものを食べよう」と食材選びに役立つはずです。

鹹味の食材

豚肉、エビ、イカ、アサリ、昆布、しょうゆ、味噌など

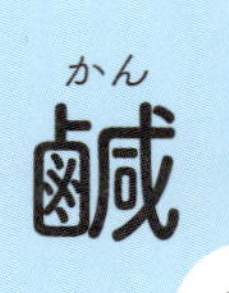

腎

- ミネラルを含むしょっぱい味。
- 固いものをやわらかくして体の外にだす作用があり、便秘を改善します。
- 摂りすぎると腎に負担をかけ、血圧の上昇や、むくみの原因になることもあります。

辛味の食材

ねぎ、にら、玉ねぎ、生姜、にんにく、唐辛子、こしょうなど

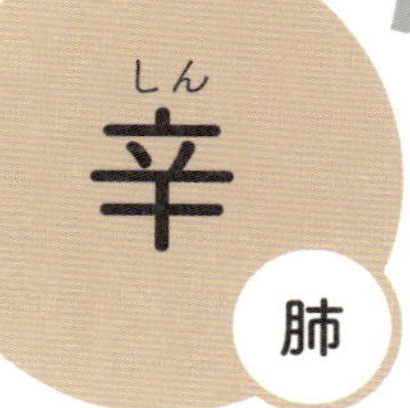

肺

- 辛い味。
- 体を温めて気や血の循環をよくし、発汗を促す作用があります。
- 冷え性、冷えが原因の痛み、カゼ症状にも効果があり、摂りすぎると肺を痛めたり、体を乾燥させたり、便秘になることもあります。

酸（さん） 肝

酸味の食材

トマト、レモン、梅、いちご、サンザシ、ローズヒップなど

- すっぱい味。
- 筋肉を引き締める収れん作用があり、汗や尿の出すぎを抑え、血管や皮膚を引き締め、下痢、鼻水、寝汗にも効果があります。
- 摂りすぎると胃腸の負担になります。

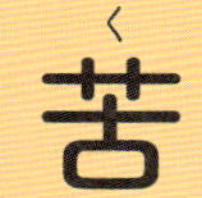

苦（く） 心

苦味の食材

たけのこ、ゴーヤ、みょうが、ふきのとう、陳皮、緑茶など

- にがい味。
- 体内の余分な熱を取り、炎症を抑える作用があります。体内を乾燥させて不要物を排出させるので、おりもの、便秘、夏バテなどにも効果があります。
- 摂りすぎると体が冷えるので、寒タイプ（→P.25参照）の人は注意して。

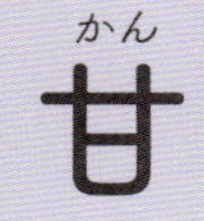

甘（かん） 脾

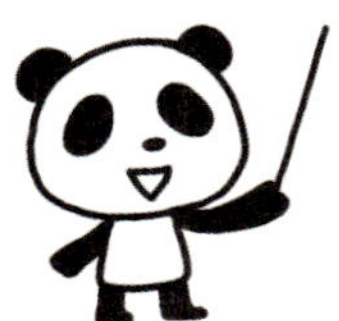

甘味の食材

米、かぼちゃ、バナナ、はちみつ、ピーナッツ、ナツメなど

- あまい味。
- 疲れを取り除き、痛みや緊張をやわらげ、滋養強壮の効果があります。
- 摂りすぎると脾に負担がかかり、体が重だるくなったり、肥満の原因になることもあるので注意しましょう。

漢方の考え方 4

食材の寒熱性を示す

五性

味と体の関係

食材には、寒熱性を表す「五性」があります。五性とは、体を温めたり冷やしたりする食べもののことで、温める力が強いものを「熱性」、熱性より温める力が弱いものを「温性」、温めも冷やしもしないものを「平性」、体を冷やすものを「涼性」、そして涼性よりも冷やす力の強いものが「寒性」です。**夏が旬の食材には体を冷やす寒冷性のものが多く、冬には体を温める温熱性の食材が多くあります**。つまり**旬の食材を意識して食べることが、体の機能回復につながる**のです。

熱性（ねつせい）

熱性の食材

花椒（ホワジャオ）、シナモン（幹の部分）、こしょう、唐辛子など

- 体を強く温める食材で、気や血の流れをよくし、新陳代謝を高めてくます。
- ゾクゾクするカゼにはおすすめですが、熱のカゼには不向きです。
- 摂りすぎるとニキビが出やすくなります。

温性（おんせい）

温性の食材

羊肉、鶏肉、マグロ、エビ、かぼちゃ、ねぎ、しそ、生姜、にんにく、栗、黒砂糖など

- 体をおだやかに温める食材で、冷えや寒さを取り除き、気や血の流れをよくする効果があります。
- 温熱性食材は、寒タイプや気虚タイプにおすすめです。血虚タイプや巡りの悪い瘀血、水毒タイプでも症状に合わせて使えます。

平性（へいせい）

平性の食材

とうもろこし、鶏卵、じゃがいも、さつまいも、しいたけ、黒豆、大豆など

- 熱と寒のどちらにも属さず、性質が温和で体質を選ばない食材です。
- 滋養強壮の効果もあるので、虚弱体質や病後、子どもやお年寄りなど、体力のない人にもおすすめです。

涼性（りょうせい）

涼性の食材

ほうれん草、トマト、大根、なす、冬瓜、ミント、スイカ、梨、みかん、緑茶、白砂糖など

- 体をおだやかに冷やす食材で、体内の余分な熱を取り、のぼせやほてりを改善します。夏が旬の食材に多いのが特徴です。
- 寒涼性食材は、陰虚タイプや熱タイプのほか、熱がこもりやすい気滞タイプにも適しています。

寒性（かんせい）

寒性の食材

カニ、アサリ、ゴーヤ、たけのこ、きゅうり、ごぼう、バナナ、柿、塩など

- 体を強く冷やす食材で、熱を取り、ほてり、のぼせ、興奮を落ち着かせる作用があります。
- 夏の暑い時期の水分補給に効果的ですが、寒タイプは食べすぎに注意しましょう。

夏にスイカを食べるのは五性で見ても正しいことなのよ
体にたまった熱を冷ましてくれるのね

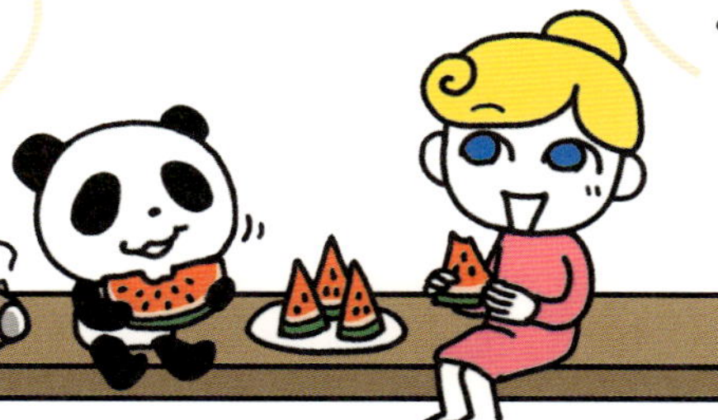

プレ更年期症状を感じたら黒い食べものを食べましょう

プレ更年期に起こる症状は「腎」の機能の衰えがおもな原因です。腎を元気にする黒ごま、海苔、ワカメなとの黒い食材を摂り入れて、プレ更年期の症状を予防＆軽減させましょう。

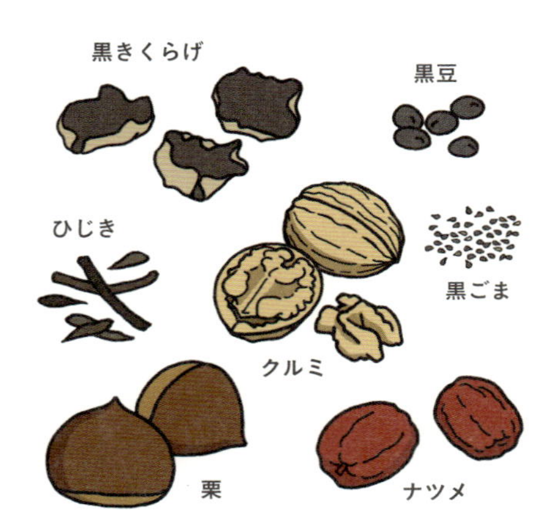

おすすめの黒い食材

黒米、ひじき、海苔、ワカメ、スッポン、ナマコ、黒ごま、黒豆、栗、クルミ、黒きくらげ、プルーン、ブルーベリー、桑の実、ナツメなど

女性の健康と美容をサポート

黒い食べものは女性ホルモンのバランスを整え、腎機能の衰えも防ぐ効果があります。Part2から紹介する食材に黒い食材をプラスして、症状の改善と予防をパワーアップさせましょう。黒い食材は、乾物やナッツ類など保存しやすいものが多いので、常にストックして積極的に食べるようにしてください。

黒い食材で
アンチエイジング
できます

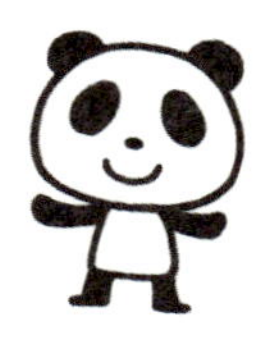

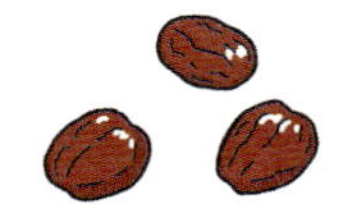

PART 2

症状別
プレ更年期を改善する漢方ごはん

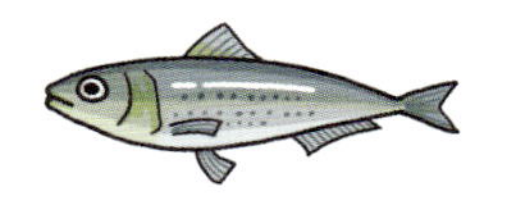

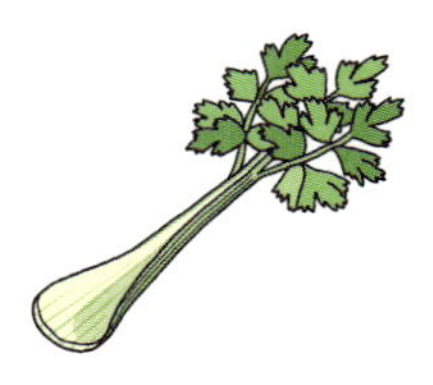

プレ更年期の症状を改善するための
食材と簡単レシピを紹介します。

婦人科系など
女性特有の不調

01

冷え性

おもな症状

- □ お腹だけが冷えて下痢をしやすい
- □ いつも手足が冷たい
- □ 下半身が特に冷える

薬膳アドバイス

プレ更年期のサインを見逃さず「腎」を強化して体を温めます

漢方で**「冷え」はすべての不調の根源**として、とても重要視されています。冷えの原因には「陽の不足」(体を温めるパワーが弱い)、飲食の不摂生、血液不足で末梢まで陽気が行きわたらない、ストレス、運動不足があげられますが、放っておくと、肩こり、便秘、頭痛、生理痛、動悸、倦怠感、うつなどの原因にもつながります。年齢とともに、足、ひざ、腰など下半身の冷えが気になってきたら、プレ更年期のサインです。**五臓の「腎」を強化**して、体の冷えを取り除きましょう。

これはアウト!

冷たいものの摂りすぎは冷え症状を悪化させます

「腎」は寒さに弱い臓器です。冬だけでなく、夏も内臓を冷やさないことが大切です。**足首、手首、腰を温めて、冷たいものや生ものの摂取は控えましょう**。夏に冷たいものばかり食べて内臓が冷えたまま冬をむかえてしまうと、冷えの悪化はもちろん、生理痛や腰痛がひどくなることもあります。

そんなあなたのおすすめ食材は

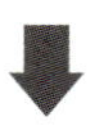

体を温める作用が高く巡りがよくなる食材

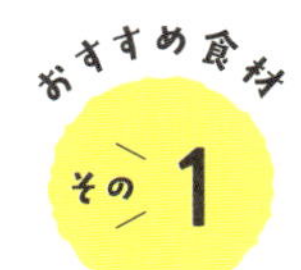

羊肉（ラム肉）

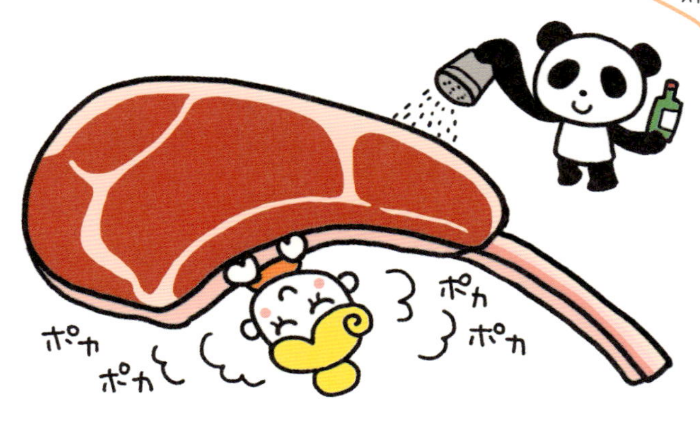

体を温める効果はバツグン！疲れを取りスタミナをつける

特に**腎と胃腸を温め、足腰の冷えを解消する効果があります**。また子宮力をアップさせる効果があるので、プレ更年期にはおすすめです。羊肉はやわらかく脂肪分も少ないので、体力の回復にも適しています。独特のくさみはスパイスや脂肪分を取り除くことで軽減できます。

こんな人に：気虚・血虚・寒　　**五性：**温性　**五味：**甘味

おもな効能

- 胃腸を温める　● 足腰の冷えを解消する
- 疲労回復　● 慢性の下痢を改善する
- 低血圧を改善する　● 中性脂肪を減少させる

食べ方

- **[温め効果と消化力アップ]**
  ➡ 羊肉にスライスした生姜をプラスしてスープにする。
- **[寒さによる痛み・胃の働き強化]**
  ➡ 羊肉をステーキやミンチにして、スパイスと合わせて焼く。

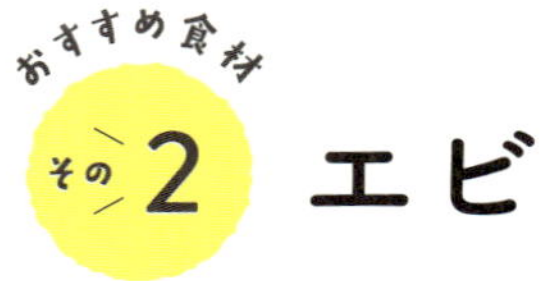

その2 エビ

腎の機能を高め、スタミナをつけて体を温めます。足腰のだるさや冷えに効果的で、母乳の出をよくする作用もあります。

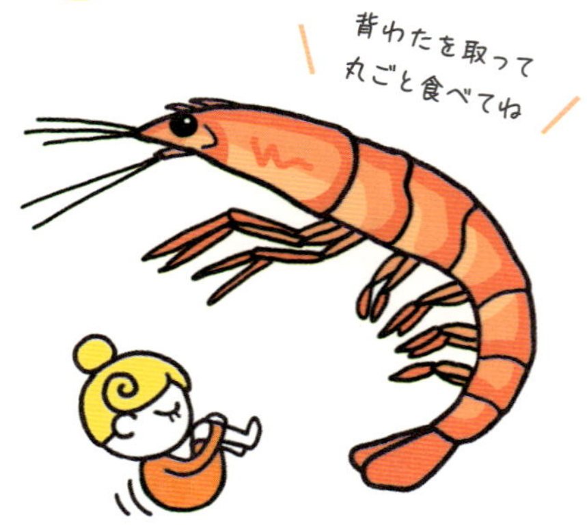

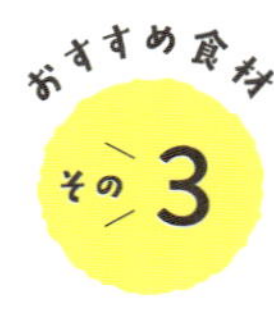

こんな人に： 気虚・寒
五性： 温性　**五味：** 甘鹹味

おもな効能
- 体を温める
- 気を補う
- 滋養強壮
- 食欲不振を改善させる

その3 シナモン

体を温めて血行をよくし、冷えや血の滞りによる生理不順と生理痛の改善のほか、発汗、鎮痛効果もあります。紅茶や煮物、カレーなどの料理に手軽に使えるスパイスです。

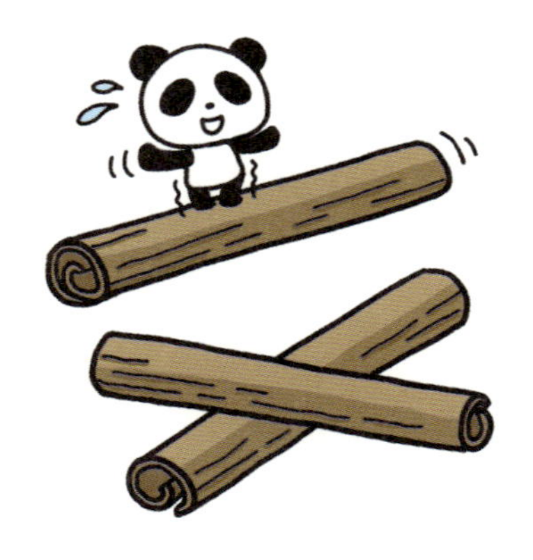

こんな人に： 瘀血・寒
五性： 熱性　**五味：** 辛甘味

おもな効能
- 体を温める
- 血行を促進する
- 冬のカゼ予防
- 疼痛（とうつう）をやわらげる

その他のおすすめ食材

調味料・スパイス	フェンネル、クローブ、八角、山椒、こしょう、唐辛子、黒砂糖
肉・魚	鶏肉、鹿肉、マグロ、サケ、イワシ、サバ、フグ、エビ、ナマコ
野菜	にら、ねぎ、かぼちゃ、ふき、栗、生姜、にんにく、クルミ
飲みもの	紅茶、日本酒、赤ワイン、紹興酒、甘酒

RECIPE_1

ラム肉とスパイスで温め力が倍増
スパイスラムボール

こんな人に
気虚・気滞
血虚・瘀血

スパイスの香りが羊肉のにおいをやわらげて、食欲をそそる味に変化させます。

材料（2人分）

- オリーブオイル ………… 大さじ2
- 羊ひき肉 ………………………… 300g
- 玉ねぎ（みじん切り）…… 1/4個
- パセリ（みじん切り）…… 大さじ1
- カレー粉 …………………… 小さじ1
- クミン …………………… 小さじ1/4
- シナモンパウダー …………… 少々
- 塩 …………………………… 小さじ1/4
- こしょう ……………………… 適量
- トマトケチャップ ………… 適宜

作り方

1 オリーブオイル半量とすべての材料を混ぜ、直径3～4cmほどの団子を作る。

2 フライパンに残りのオリーブオイルを入れ、1をコロコロと動かしながら炒め、焼き目をつけて中まで火を通す。お好みでケチャップを添える。

POINT

洗った卵パックのそれぞれの穴に、1を入れ、ふたを閉じてシェイクすれば、簡単に団子ができます。

RECIPE_2

殻があれば効果も旨味も逃さない
ガーリックシュリンプ

こんな人に
気虚・気滞
瘀血・寒

オリーブオイルをバターにかえると、さらにコクがでておいしさがアップ。

材料（2人分）

- 殻付きエビ（パナメイエビなど）
  ……………………………… 20尾
- にんにく（みじん切り）…… 2片分
- 玉ねぎ（みじん切り）…… 1/4個
- オリーブオイル ………… 大さじ2
- 白ワイン …………………… 大さじ2
- 塩・こしょう ……………… 各適量

作り方

1 エビは殻付きのままよく洗い、水気を切り、背わたを取って縦に包丁を入れる。

2 密閉袋にすべての材料を入れて混ぜ合わせ、10分おく。

3 熱したフライパンに2を入れ、エビの色が変わるまで炒める。

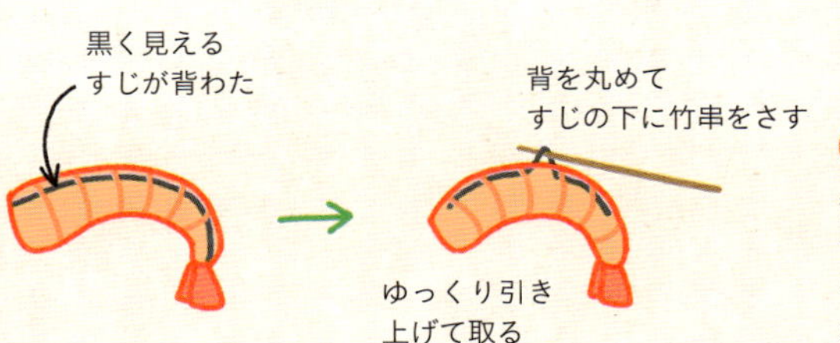

POINT

背わたはエビの消化器官です。砂などが入っていることもあるので、しっかり取り除きましょう。

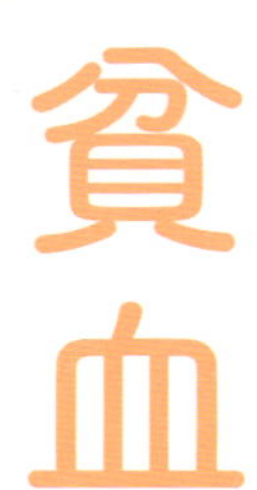

おもな症状

- □ めまい、立ちくらみがする
- □ よく夢を見る、熟睡できない
- □ 忘れっぽい

脾の働きを強化して「血虚」の状態を改善させます

貧血は、血虚（血が不足している）の状態です。脾（消化機能の総称）の働きが弱まると、気や血のもとを作ることができなくなるので血液が不足し、貧血の症状が現れます。血は全身を巡り、体全体に栄養と酸素を運んでいるので、さらに長期にわたって不足すると体内で酸素不足が起こり、動悸、息切れ、疲労、倦怠感などの症状も現れます。**まずは脾の働きを正常にさせ、血虚の状態を改善しましょう**。

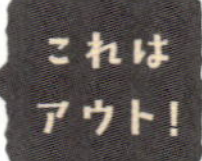

不摂生と無理なダイエットは血を作りだす機能が低下します

不規則な食事、暴飲暴食、無理なダイエットは、脾の働きを衰えさせ、血を作る機能を低下させます。また、過度の疲労や睡眠不足は血を消耗させて、貧血の原因になります。慢性的な出血（不正出血など）がある場合は、ストレスや過労が原因の場合も考えられますが、一度病院を受診しましょう。

そんなあなたの
おすすめ食材は

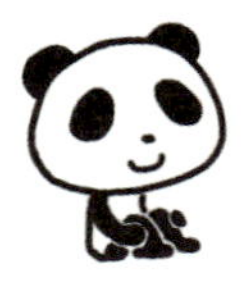

**体に活力を生み
消化吸収機能を高める食材**

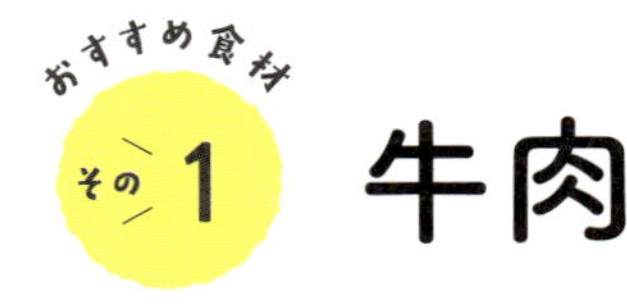

牛肉

骨や筋を強くしたり
体力の強化にも
よい効果があるのよ

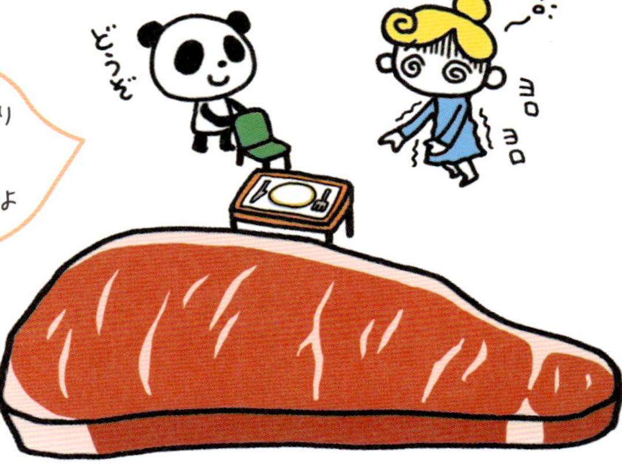

血を補い、体力を強化する赤身部分がおすすめ

体の活力を目覚めさせる効果があるので、貧血ぎみの人や虚弱体質、疲れやすい人におすすめです。また、消化吸収機能を高める働きもあるので、胃腸が弱く、下痢ぎみの人にもよいでしょう。脂身には旨味がありますが、消化が悪く血液をドロドロにする原因にもなるので、なるべくビタミンとミネラルを多く含む赤身部分を食べましょう。

こんな人に：気虚・血虚・寒　|　**五性：**平性　**五味：**甘味

おもな効能

- 虚弱体質や貧血を改善する
- 胃弱の消化吸収を助ける
- 手足の冷えを改善する
- 体力を強化する

食べ方

- **[気力体力アップ]** ➡ 牛肉に大豆などの豆類をプラスして調理。
- **[虚弱体質や消化吸収力のアップ]**
  ➡ 牛肉に大根、長ねぎ、生姜を合わせてお粥にする。
- **[血を補う・コロコロ便の解消]**
  ➡ 牛肉にほうれん草やにんじんを合わせて調理。

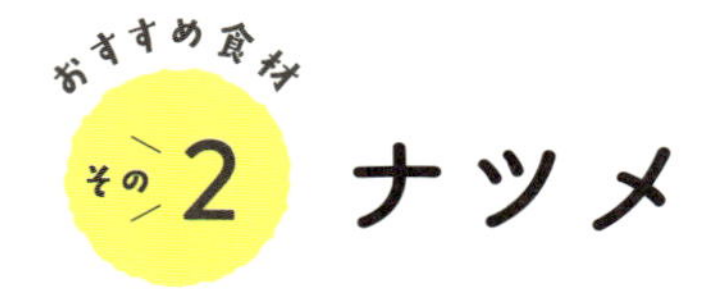

ナツメ

漢方薬では生姜とナツメがよく配合されています。その理由は、一緒に使うと**消化吸収力がアップして、食欲増進にもつながる**ためです。また、お腹が張りやすい人にもおすすめです。

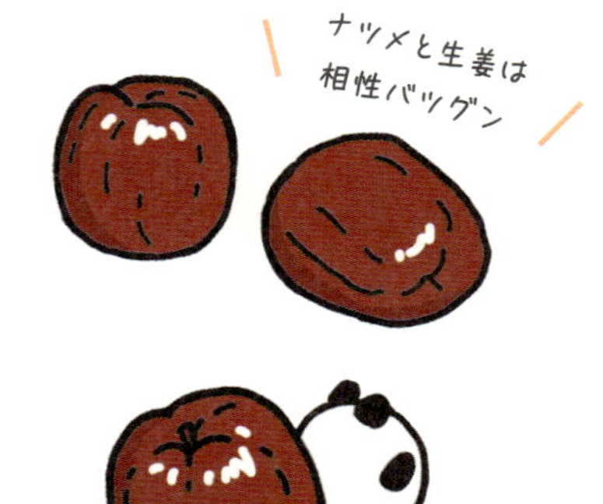

こんな人に： 気虚・血虚・寒
五性： 温性　**五味：** 甘味

おもな効能
- 血を補う
- 精神を安定させる
- 胃腸の働きを高める
- 食欲不振を改善させる

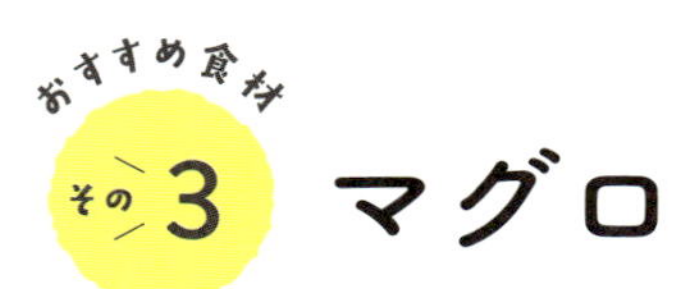

マグロ

貧血のほか**虚弱体質の改善と、体を温める作用**があります。マグロの赤身部分は良質なタンパク質が豊富で低カロリーなので、髪と肌にうるおいがない人にもおすすめです。

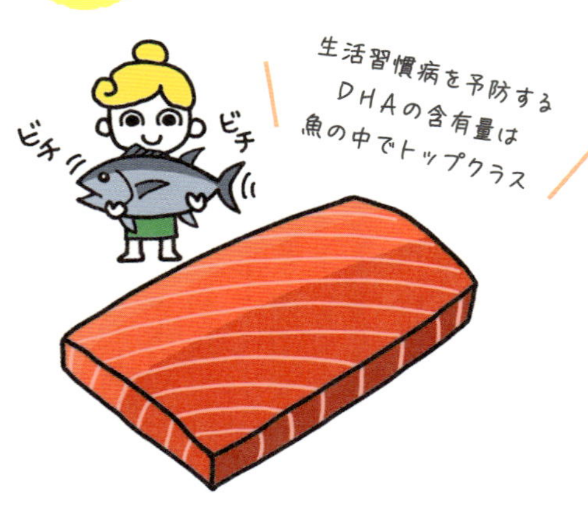

こんな人に： 気虚・血虚・寒
五性： 温性　**五味：** 甘味

おもな効能
- 血を補う
- 体を温める
- 気を補う
- 体力を強化する

その他のおすすめ食材

調味料・スパイス	オイスターソース、酒粕
肉・魚	レバー、カツオ、イカ、タコ、赤貝、アサリ、シジミ、牡蠣、ひじき
野菜	にんじん、ほうれん草、黒ごま、黒きくらげ、ライチ、金針菜、竜眼肉
飲みもの	甘酒

RECIPE_3

混ぜて食べてもOK

牛肉とほうれん草の2色ナムル

こんな人に　気虚・血虚
寒

体力をつける牛肉と、鉄分たっぷりのほうれん草の最強コンビで貧血を改善。

材料（2人分）

牛肉……200g
ごま油……適宜
A　しょうゆ……小さじ1
　みりん……小さじ1
　おろしにんにく……少々
　塩・こしょう……各適量
白すりごま……小さじ1/2
ほうれん草……1/2束
B　しょうゆ……小さじ1
　おろしにんにく……少々
　黒すりごま……小さじ1/2
　塩……小さじ1/4
　ごま油……小さじ1

作り方

1. 牛肉は細切りにする。フライパンにごま油をひいて熱し、牛肉とAを入れて炒める。最後に白すりごまをかける。
2. ほうれん草は茹でて水にさらし、4～5㎝幅に切る。ほうれん草とBをボウルに入れてよく混ぜる。

POINT
牛肉とほうれん草を同じ味付けにしてもOK。その場合は、牛肉を少し甘めにすると味のバランスがよくなります。

RECIPE_4

自然な甘さで超美味

ナツメ茶

こんな人に　気虚・血虚・寒

やさしい甘みで、貧血改善のほかに眠りを誘う安眠効果もあります。

材料（2人分）

ナツメ……5個
生姜（スライス）……1枚
熱湯……300㎖

作り方

1. ナツメははさみで細かく刻み、生姜と一緒に保温ビンに入れ、熱湯を注いで密閉する。3時間ほどおいて完成。

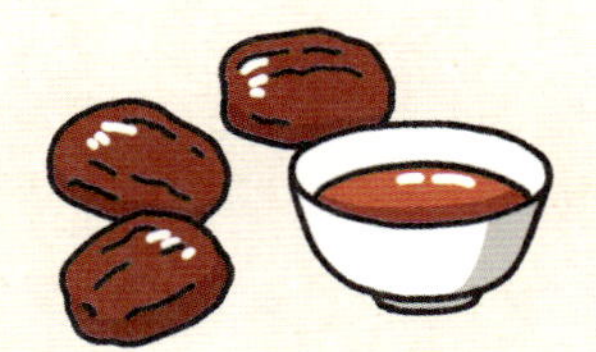

POINT
調理に使ったナツメは食べてもよいですし、お茶だけでも効能は十分あります。

03

生理痛

おもな症状
- 下腹部や腰が痛い
- 体が冷える
- 経血に血の塊が出る

薬膳アドバイス

気・血の流れを意識しながら食事に気をつけましょう

生理痛には、気・血の流れが滞って痛みになるタイプと、栄養が届かないことが原因で痛みになるタイプに分けられます。症状緩和には、**前者のタイプは気・血の流れをよくし、後者のタイプは気・血や陽（体を温めるエネルギー）を補うことが効果的**ですが、鎮痛剤が必要なほどの痛みがある場合は、改善が必要です。プレ更年期になると経血の量が増えたり、血の塊が出ることがあるので注意しましょう。

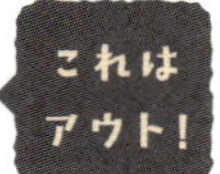

甘いもの、脂っこいものは血行を悪くさせます

チョコレートなどの**甘いお菓子**、フライドポテトなどの**揚げもの**、アイスクリームなどの**冷たいものの摂りすぎは、気・血の流れを悪くします**。また、過労や睡眠不足、無理なダイエット、偏食などをしていると、子宮に通じる経絡に栄養が届かず、痛みの原因になるので注意しましょう。

そんなあなたのおすすめ食材は

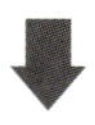

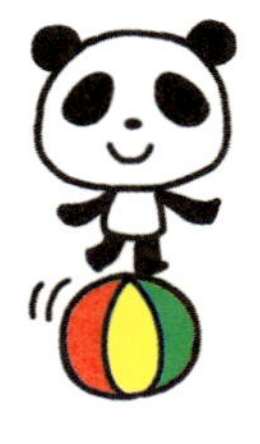

**冷えをなくし
体質タイプに合った食材**

おすすめ食材

その1

よもぎ

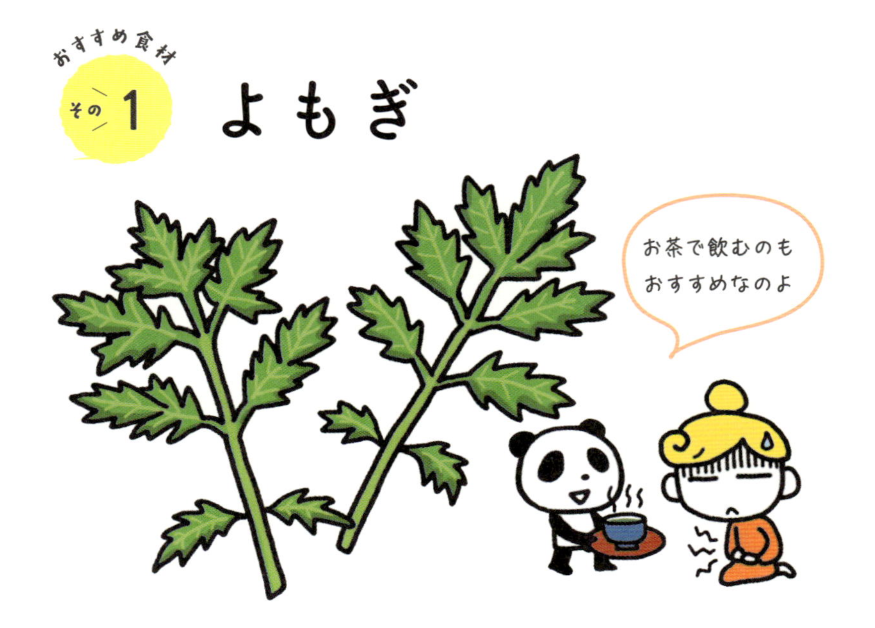

体を温め、巡りをよくして デトックス効果を高める

よもぎの葉の裏にある絨毛は、お灸に使われるもぐさの原料で、**子宮に通じる経絡を温めて、気・血を整える効果**があります。下腹部の冷え、生理痛、生理不順にもおすすめで、冷えによる不正出血、生理過多にも効果があり、湿疹やかゆみ、おりものを止める働きもあります。

こんな人に：瘀血・寒

五性：温性　**五味：**苦辛味

おもな効能

- 体を温める
- 血を補う
- 余分な水分を排出する
- 血行を促す
- 不正出血を抑制する

食べ方

- **[生理痛や生理不順、不妊症の改善]**
  ➡ よもぎにシナモンや当帰を加え、蒸らしてお茶にする。
- **[血液循環をよくする]** ➡ よもぎ茶に黒砂糖をプラスする。
- **[利尿作用、むくみ改善]**
  ➡ よもぎにはと麦をプラスして蒸らし、お茶、炊き込みごはんに。

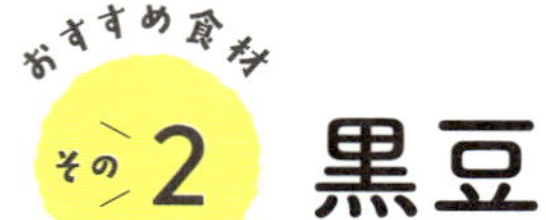

黒豆

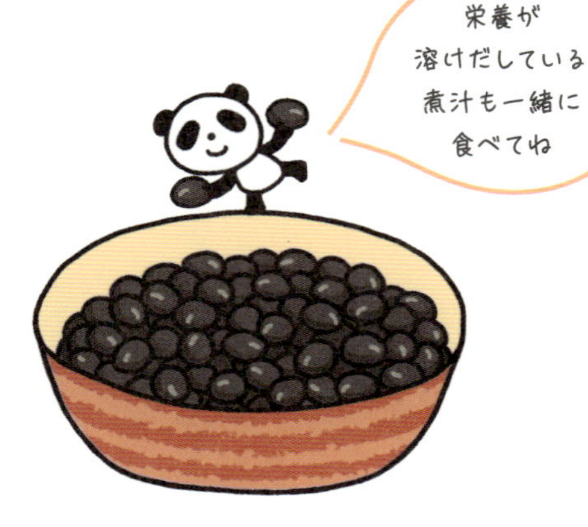

体に必要な血や水分を補い、水分代謝を促すとともに解毒作用があり、熱や炎症を抑える効果があります。また、黒い食材の抗酸化パワーでアンチエイジングも期待できます。

こんな人に：気虚・血虚・瘀血
陰虚・水毒

五性：平性　**五味：**甘味

おもな効能
- 血を補う
- 血行を促進する
- 腎機能を強化する
- 余分な水分を排出する

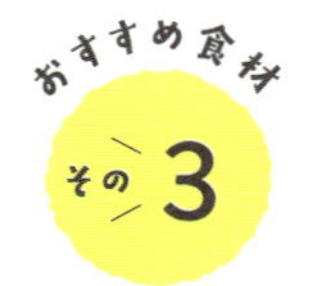

紅花

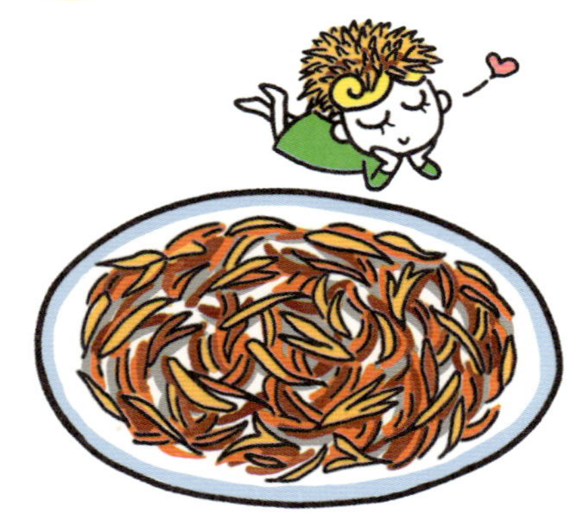

血行促進効果が高く、生理痛や無月経に悩む女性におすすめ。血流改善にもよいので、肩こりや腰痛、シミの改善に適しています。ただし出血量が多く、生理過多の人は控えましょう。

こんな人に：気滞・血虚・瘀血・寒

五性：温性　**五味：**辛味

おもな効能
- 血行を促進する
- 体を温める
- 体に必要な水分を補う

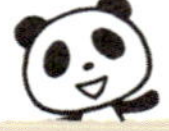

その他のおすすめ食材

調味料・スパイス	ウイキョウ、ターメリック、シナモン、山椒、花椒、八角、酒粕、黒砂糖
肉・魚	羊肉、鹿肉、鶏肉、マグロ、サケ、サバ、うなぎ、エビ
野菜	にら、クルミ、らっきょう、桃、竜眼肉、ナツメ、マイカイカ
飲みもの	ローズティー、ジャスミンティー、紅茶、甘酒、赤ワイン

RECIPE_5

よもぎの香りが食欲をそそる
フーチバー炊き込みごはん

こんな人に　気虚・血虚・寒

乾燥よもぎなら、いつでも手軽に薬効が取り入れられます。

材料（2人分）

干ししいたけ……2枚
米（洗っておく）……2合
よもぎ（乾燥）……3g
鶏もも肉（胸肉でも可）……80g
にんじん（千切り）……50g
酒……大さじ1
しょうゆ……小さじ2
塩……小さじ1/4

作り方

1 干ししいたけは200mℓ（分量外）のぬるま湯につけ、やわらかくなったら薄切りにする。戻し汁は取って置く。
2 炊飯器に米を入れ、1の戻し汁を合わせて通常の水加減にし、乾燥よもぎを加えて30分浸水させる。
3 2に干ししいたけ、ひとくち大に切った鶏肉、にんじん、調味料を加え、ひと混ぜして炊く。

POINT
生のよもぎの場合は、サッと湯に通して炊き込みましょう。

RECIPE_6

黒豆もいっしょに食べて効果アップ
黒豆茶

こんな人に　気虚・血虚
瘀血・陰虚・水毒

市販の煎り黒豆を使えば、お湯を注ぐだけですぐにできあがり。

材料（2人分）

煎り黒豆……6〜7個
熱湯……120〜150mℓ

作り方

1 耐熱カップに煎り黒豆を入れ、熱湯を注ぎ、5分ほど蒸らす。

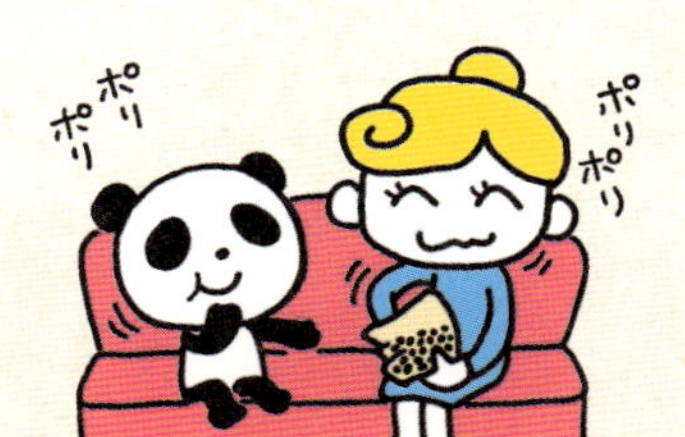

煎り黒豆なら
そのままおやつとしても
食べられるね

04

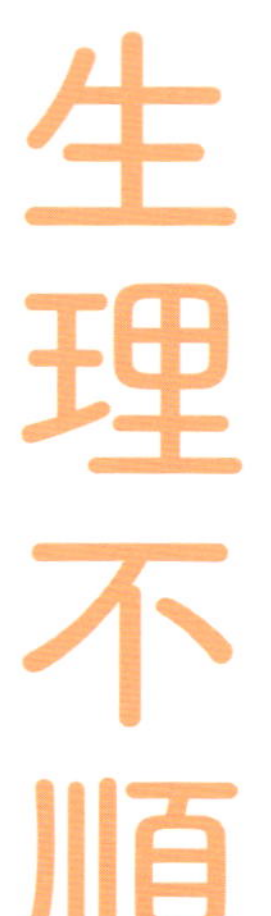

生理不順

おもな症状

- 生理周期が安定しない
- 経血量が多い、もしくは少ない
- 生理がだらだらと続く

薬膳アドバイス

慢性的な生理不順はプレ更年期の始まり

生理不順は、**ストレスや不摂生、過度なダイエットなどで体に無理をさせた結果、気・血の働きが乱れて起こります**。生理周期が短い人は、気のコントロール作用が弱まり、血の流れが速くなっている可能性が高いです。周期が長い人は、血の不足や自律神経の乱れ、血行不良が考えられます。不正出血があれば婦人科系の診察が必要ですが、異常がなければ食事で改善を試みましょう。慢性的な生理不順はプレ更年期の始まりです。たかが生理不順と軽く受け止めず、体質改善をめざしましょう。

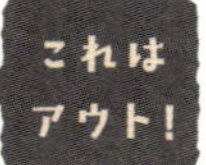

これはアウト！

過労、ストレス、睡眠不足が生理周期を乱します

不規則な生活や過度のダイエット、過労やストレスなどで体に無理をさせると、気・血の流れが悪くなり、生理周期が乱れやすくなります。また、**脂っこいものや辛いもの、刺激物などの摂りすぎは、体内に余分な熱をため込み、生理周期を早める**ので控えましょう。

そんなあなたの
おすすめ食材は

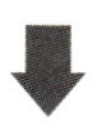

**消化機能を整えて
体の血行と巡りがよくなる食材**

おすすめ食材 その1

当帰

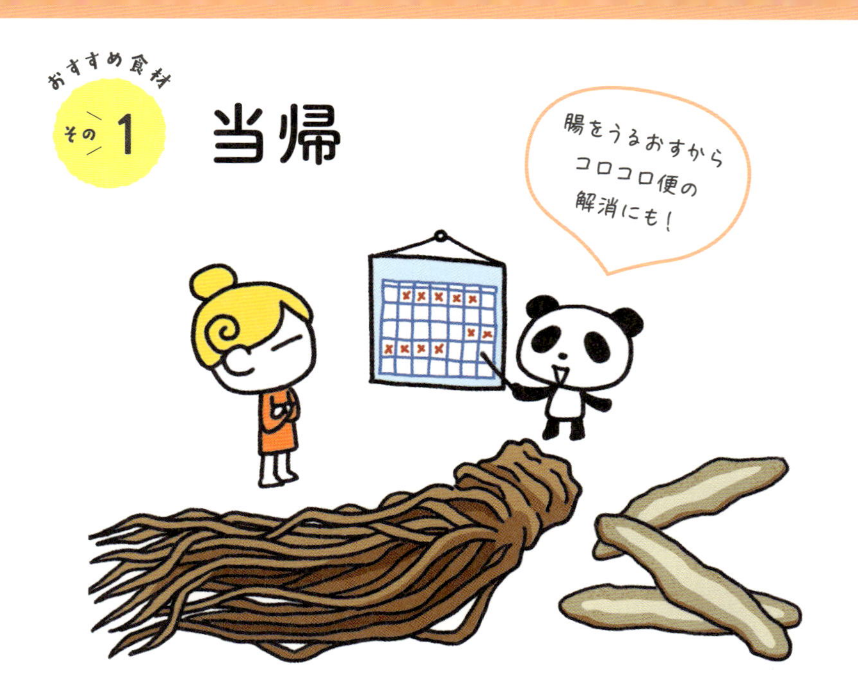

血を補い、巡りをよくして女性の不調を改善

「婦人科の良薬」ともいわれる当帰。**血を補い、血行をよくし、ホルモンバランスを整える効果がある**ので、生理不順、生理痛、冷えなどの婦人科系の症状改善におすすめです。痛みを止める作用もあります。

こんな人に：気虚・気滞・血虚・瘀血・寒　**五性：**温性　**五味：**甘辛味

おもな効能

- 血を補う
- 血行をよくする
- 体を温める
- 痛みを緩和する
- 便秘を改善する

食べ方

- **[血を補い、体力回復に]**
  ➡ 当帰（2㎝角）に牛肉をプラスしてスープにする。
- **[血行促進]** ➡ 煎じた当帰にセロリをプラスしてカレーにする。
- **[温め効果で生理不順を改善]**
  ➡ 当帰（1㎝角）を300㎖のお湯で5分蒸らしてお茶にする。

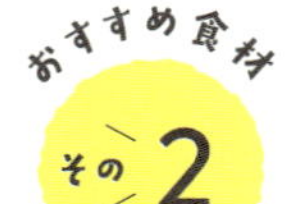

おすすめ食材

その2 マイカイカ（中国ローズ）

マイカイカ茶に
煎り黒豆を入れると
血流がアップするのよ

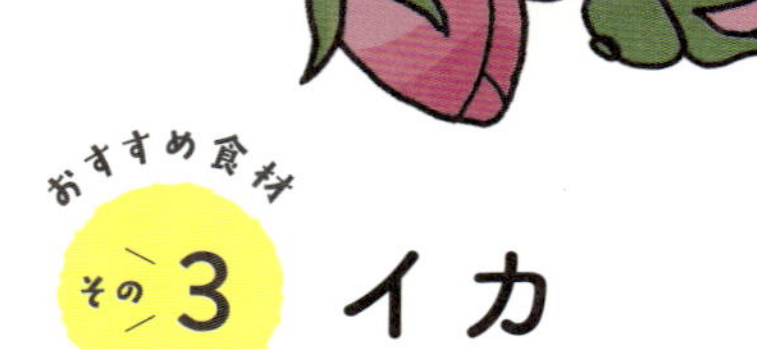

カップにマイカイカを3～5粒入れ、熱湯を注いで3分間蒸らすとマイカイカ茶になります。**生理不順やうつうつとした気分を解消**します。

こんな人に：気滞・瘀血・寒
五性：温性　**五味：**甘苦味

おもな効能
- 気の巡りをよくする
- 血行をよくする
- 肝の機能を高める
- 精神を安定させる

おすすめ食材

その3 イカ

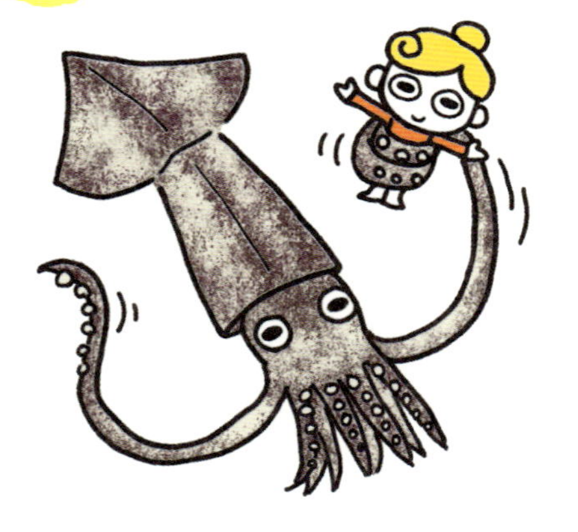

コウイカの甲骨は、生薬として月経過多や不正出血に用いられます。体に必要な水分を補う作用もあり、うずらの卵と一緒に煮ると、さらに貧血やめまいに効果があります。

こんな人に：血虚・陰虚
五性：平性　**五味：**鹹味

おもな効能
- 血を補う
- 体に必要な水分を補う
- 微熱やほてりを改善する
- 肌にうるおいを与える

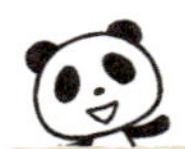

その他のおすすめ食材

調味料・スパイス	シナモン、酢、サフラン、八角、フェンネル、ウコン、ターメリック、黒砂糖
肉・魚	羊肉、鹿肉、牛肉、鶏肉、マグロ、サンマ、サバ、カツオ、サケ、エビ
野菜	セロリ、玉ねぎ、にんじん、長いも、黒豆、黒きくらげ、クコの実
飲みもの	ローズティー、ジャスミンティー、紅茶、甘酒、ワイン

RECIPE_7

体を温めて巡りをよくする効果はピカイチ

当帰酒

こんな人に	気虚・気滞・血虚 瘀血・寒

独特の甘美な香りでリラックス。食前や就寝前に飲むのがおすすめです。

材料（作りやすい分量）

当帰 ………………………………… 30g
ホワイトリカー …………… 500mℓ
氷砂糖 …………………… 50〜80g

作り方

1 密閉できる清潔な広口のガラスビンに、すべての材料を入れてふたをする。

2 冷暗所で、ときどきビンをゆすりながら2週間以上おいて完成。1日30 〜 50mℓを目安にまいにち飲む。

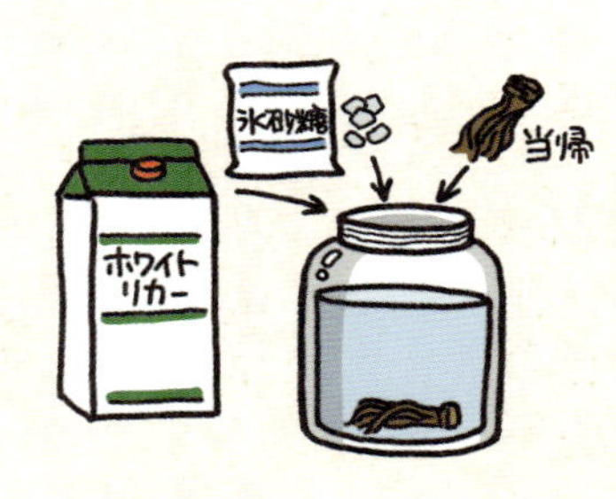

POINT

氷砂糖のかわりに黒砂糖を使うと、体を温める作用がアップします。飲みにくいときは、水やお湯で割ってもよいでしょう。

RECIPE_8

豆板醤の辛味が食欲をそそる

イカとマグロのピリ辛丼

こんな人に	気虚・血虚・陰虚

血を補うイカとマグロの組み合わせ。豆板醤の辛みで血行促進もあります。

材料（2人分）

イカの刺身 ………………… 100g
マグロの刺身 ……………… 120g
A しょうゆ ……………… 大さじ1
　みりん ……………… 大さじ1/2
　ごま油 ……………… 大さじ1/2
　豆板醤 …… 小さじ1/4〜1/3
ごはん ………………………… 2杯分
青じそ（千切り） ……………… 4枚

作り方

1 イカとマグロは細切りにする。

2 ボウルに1とAを混ぜ合わせ、温かいごはんの上にのせて青じそを散らす。

POINT

体を温めたいときは、しそを多めに入れたり、生姜やねぎをプラスすると効果がアップします。

05

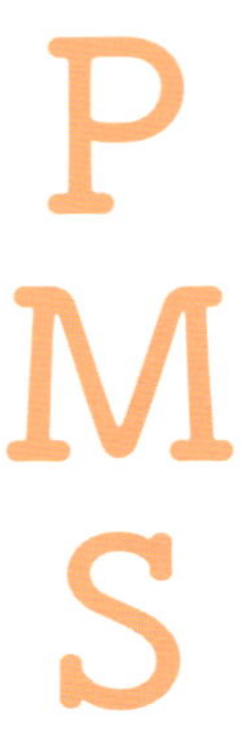

PMS

おもな症状

- 生理前にイライラする、ゆううつな気分になる
- 生理前にむくみと頭痛がひどくなる
- 生理前に乳房の張りと痛みがある

薬膳アドバイス

「肝」を強化して血液量をコントロール

PMSは生理の1週間前ごろから起こる、心と体のさまざまな不調のことです。一般的にはホルモンバランスや自律神経の乱れが原因とされていますが、漢方では肝の不調と考えます。肝の働きが衰えると気や血液の流れが滞り、イライラや倦怠感、むくみなどが起こります。PMSの改善には、**滞った気の流れを整えて、血液量をコントロールする肝の働きをよくすること**が重要です。PMSには漢方薬も有効で、自己治癒力を高め、体全体の調子を整えることができます。

これはアウト!

ストレスのためすぎはNG おおらかな気持ちを心がけて

几帳面、責任感が強い、完璧主義の人は気が滞りやすいので、**生理前の時期はおおらかな気持ちを心がけ、ストレスをためないようにすること**が大切です。また、脂っこいものや甘いもの、味の濃いものは、気の流れを悪化させるので控えるようにしましょう。

そんなあなたのおすすめ食材は

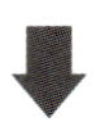

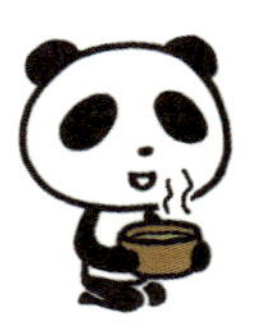

血流をよくして自律神経を整える食材

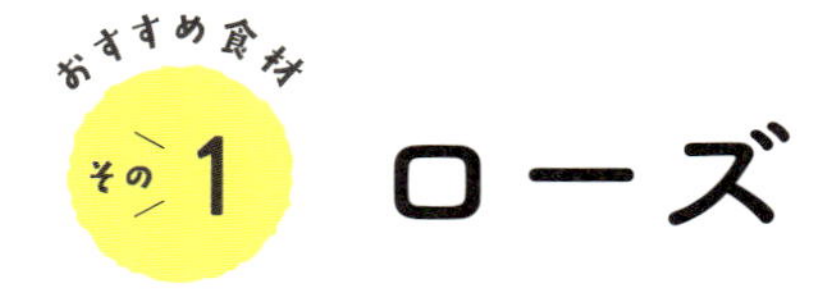

ローズ

血流アップとリラックス効果で心の働きを高める

血流がよくなり、体のすみずみまで血液が行きわたることで自律神経のバランスを整え、ホルモン分泌の調整にも役立ちます。生理痛やプレ更年期のさまざまな不調にも有効で、血や水分を補う作用があります。心の働きを高め、不眠や精神安定にもおすすめです。

こんな人に：気滞・血虚・瘀血・陰虚　**五性：**涼性　**五味：**甘味

おもな効能

- 血流をよくする
- 血を補う
- 不眠を改善する
- 精神を安定させる
- 体に必要な水分を補う

食べ方

- **[血行促進]** ➡ ローズに黒豆やサンザシをプラスしてお茶に。
- **[水分を補い、美容効果アップ]**
  ➡ ローズに緑茶をプラスしてお茶にする。
- **[気・血の流れをよくし、気分転換に]**
  ➡ 濃いローズティーを炭酸とはちみつで割る。

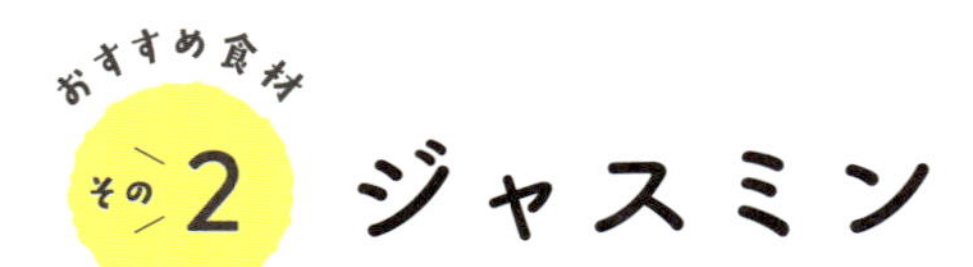

ジャスミン

精神を落ち着かる効果があります。また、お腹の張りや消化不良の改善にもよいです。カップにひとつまみ入れて、お湯を注いで3分間蒸らせばイライラ予防のジャスミン茶になります。

ミントをプラスすれば
気の巡りがさらに
アップするのよ

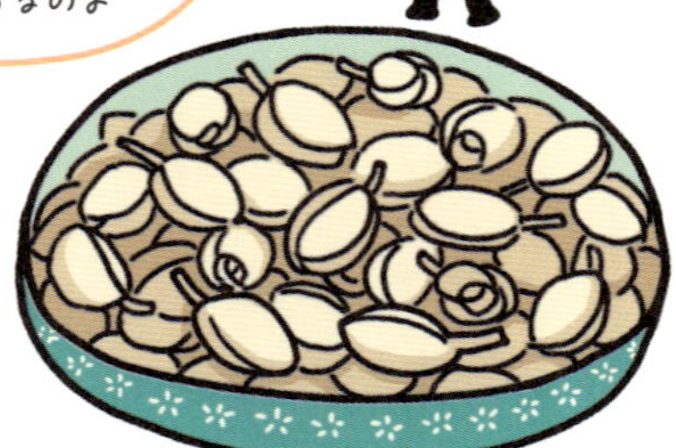

こんな人に：気滞・瘀血
五性：温性　**五味：**辛甘味

おもな効能
- 気の巡りをよくする
- 精神を落ち着かせる
- 消化機能を改善する
- 腹の張りを改善する

おすすめ食材 その3

ナツメ

胃もたれしやすい人は
生姜や陳皮と一緒に
お茶にしてね

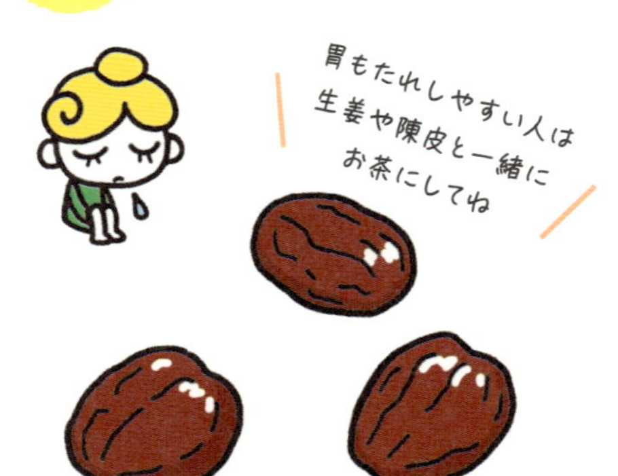

造血作用を高め、精神安定に効果があります。気分の落ち込みや貧血、倦怠感の改善のほか、消化機能を整えて胃腸虚弱などにも有効です。

こんな人に：気虚・血虚・寒
五性：温性　**五味：**甘味

おもな効能
- 血を補う
- 精神を落ち着かせる
- 気を補う
- 胃腸の働きを高める

その他のおすすめ食材

調味料・スパイス	ウコン、八角、陳皮、サフラン、酒粕
肉・魚	サケ、イワシ、サバ、サンマ、ししゃも、赤貝
野菜	しそ、玉ねぎ、ゆり根、ミント、みかん、グレープフルーツ、柚子、竜眼肉
飲みもの	ワイン

RECIPE_9

華やかな見た目と香りでリラックス

ローズとジャスミン入り八宝茶

こんな人に	すべてのタイプ

八宝とは「たくさんの」という意味。体と美容によい食材がたっぷり入っています。

材料（2人分）

- ナツメ …… 1個
- ローズ …… 小さじ1
- 菊花（乾燥） …… 3個
- サンザシ（乾燥） …… 3個
- ジャスミン・ウーロン茶（茶葉）・陳皮・氷砂糖 …… 各ひとつまみ
- 熱湯 …… 500mℓ

作り方

1. ナツメははさみで横半分に切る。
2. すべての材料をポットに入れ、熱湯を注ぎ、25分ほど蒸らす。

※1/3ほどお茶が残っているときに熱湯をつぎたせば、2杯目もおいしく飲めます。

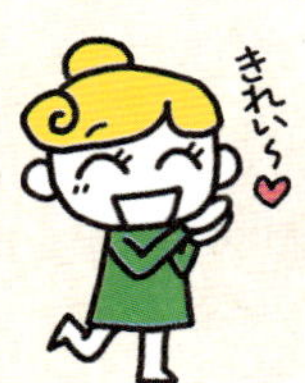

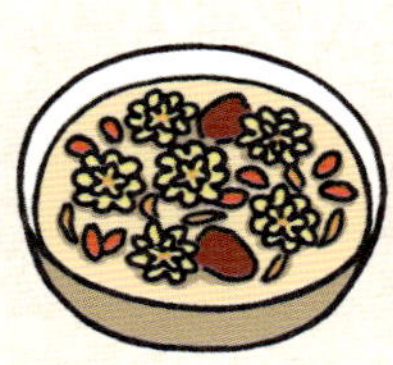

POINT

食材はたくさん入れると、華やかさがアップします。

RECIPE_10

ホクホク感がたまらない

ナツメとゆり根の炊き込みごはん

こんな人に	気虚・血虚 陰虚

気持ちを落ち着かせる作用があり、不眠やストレスで悩んでいるときに。

材料（2人分）

- ナツメ …… 4個
- ゆり根 …… 50g
- 米（洗っておく） …… 2合
- 酒 …… 大さじ1
- 塩 …… 小さじ1/2

作り方

1. ナツメははさみで横半分に切る。ゆり根は1片ずつはがし、水で洗って汚れを落とす。
2. 炊飯器にすべての材料を入れ、メモリまで水（分量外）を加えてひと混ぜし、30分ほど浸水させてから炊く。

POINT

生のゆり根が手に入らない場合は、真空パックで販売しているものを使用しましょう。

06

骨粗しょう症

おもな症状

- 背中や腰が曲がってくる
- ちょっとしたはずみで骨折しやすくなる
- 骨密度が減少し、骨がスカスカになる

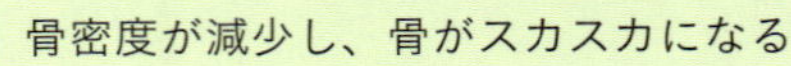

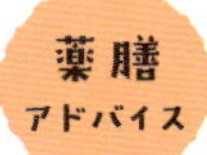

「腎」の働きを高めて腸のカルシウム吸収を促します

女性ホルモンのエストロゲンには、骨からカルシウムが溶けだすのを抑える働きがありますが、閉経するとエストロゲンの分泌が低下するため、骨密度が急激に減少していきます。これが女性に骨粗しょう症が多い原因のひとつです。漢方では、「腎」が骨の形成と深い関連があると考えられています。**腎の働きを補いながら高める食材で、骨を丈夫にしましょう**。またストレス過多で気・血が滞ると、腸のカルシウム吸収が悪くなるので、巡りをよくして体を冷やさないことも大切です。

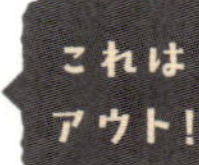

運動不足と無理なダイエット、甘いものと刺激物はNO

無理なダイエットや過労は腎を消耗し、骨量を低下させます。長時間立っていると腎を傷めますが、寝てばかりいても気の流れを妨げるので、適度な運動が大切です。また甘いもの、脂っこいもの、刺激物は血流を悪くして骨密度を低下させるので控えましょう。

そんなあなたのおすすめ食材は

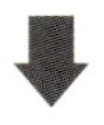

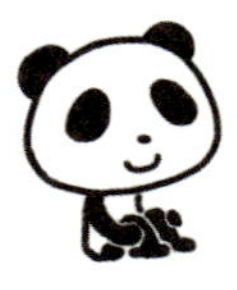

**腎の働きを強化して
気・血の流れを整える食材**

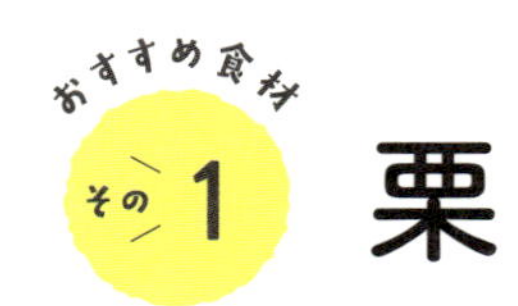

栗

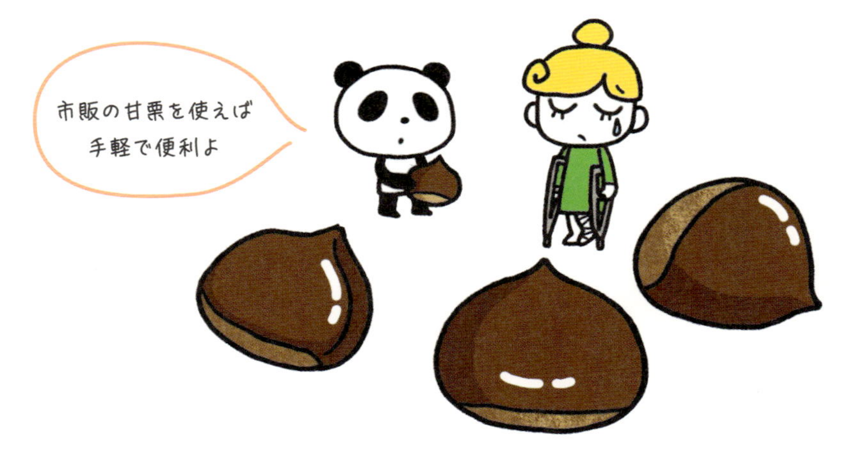

足腰を強化して気力を充実させる

足腰の強化と筋肉や関節を丈夫にし、だるさを解消してくれます。また胃腸や腎の機能を高める効果があり、血行の促進、出血を止める作用もあります。咳やたんを止め、気管支炎の予防にも効果があります。毎日2～3個を食べ続けることで、さらに効果がアップします。

こんな人に：気虚・瘀血・寒　**五性：**温性　**五味：**甘味

おもな効能

- 腎の働きを補う
- 胃腸を整える
- 足腰を強化する
- 咳やたんを止める

食べ方

- **[腰のだるさ、気管支炎に]** ➡ 栗に豚肉をプラスして煮物に。
- **[冷えによる下痢に]** ➡ 栗に乾燥した生姜やシナモンをプラスして炊き込みごはんに。
- **[消化吸収力が低下して起こる下痢に]** ➡ 栗に蓮の実をプラスしてお粥にする。

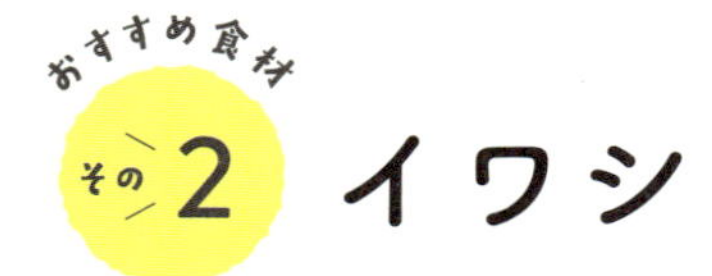

イワシ

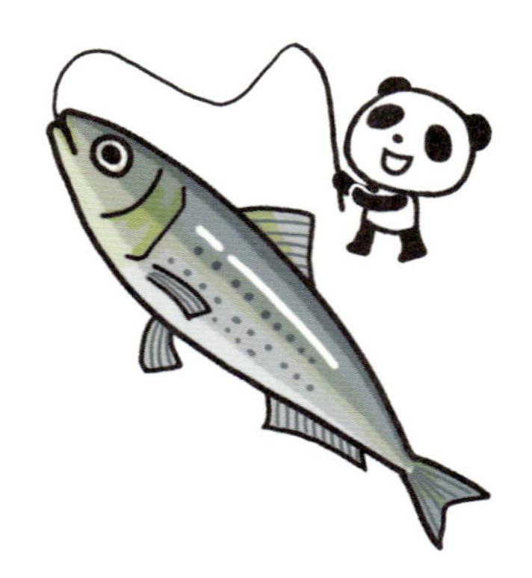

元気をつけ、消化機能を整えます。血行不良による肩こりや血栓予防にも効果があります。脳細胞を活性化させるDHAやカルシウムも豊富。しらすやちりめんじゃこも効果は同様です。

こんな人に： 気虚・瘀血・寒
五性： 温性　**五味：** 甘味

おもな効能

- 血流をよくする
- 血行不良による肩こりを改善する
- 骨を強化する
- 気を補う

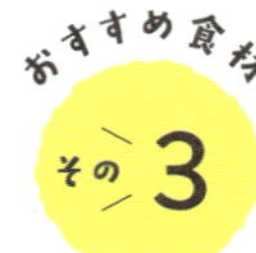

黒きくらげ

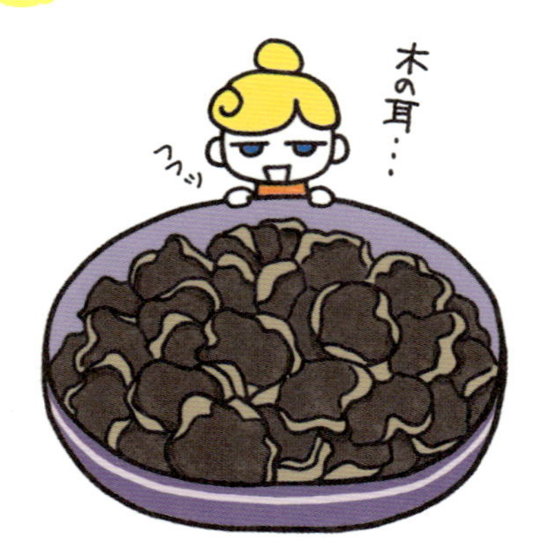

体に必要な水分と血液を補う作用があります。黒い食材は腎の働きを高める効果がありますが、消化機能が低下しているときは、胃腸の働きを妨げるので控えましょう。

こんな人に： 気虚・血虚・瘀血
陰虚・熱
五性： 平性　**五味：** 甘味

おもな効能

- 血を補う
- 体に必要な水分を補う
- 腎機能を高める

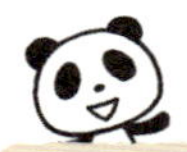

その他のおすすめ食材

調味料・スパイス	オイスターソース、フェンネル
肉・魚	鶏卵、烏骨鶏（卵も）、うなぎ、エビ、スッポン、ナマコ
野菜	長いも、ブロッコリー、プルーン、ぶどう、黒ごま、桑の実
飲みもの	牛乳、豆乳

RECIPE_11

市販の甘栗を手軽に利用

栗とスペアリブの黒酢煮込み

こんな人に　気虚・瘀血・陰虚

スペアリブは焼いてから、湯通しするのがポイントです。

材料（2人分）

豚スペアリブ……500g
塩・こしょう……各適量
黒きくらげ（乾燥）……10g
A 黒酢……50mℓ
　しょうゆ……大さじ2
　砂糖……大さじ2
　酒……大さじ1
　水……200mℓ
甘栗……4個

作り方

1 フライパンは油を引かずに熱し、豚スペアリブを入れて塩・こしょうを振り、両面を焼く。黒きくらげはたっぷりの水（分量外）で戻し、洗って汚れを落とす。

2 1のスペアリブを熱湯（分量外）で湯通ししたら、圧力鍋にスペアリブとAを入れ、圧力がかかったら10分加圧。自然に圧力が下るまで放置する。

3 ふたを開け、甘栗と黒きくらげを加え、煮汁をかけながら照りがでるまで弱火で煮詰める。

圧力鍋がないときは
鍋で1時間ほど
弱火で煮込めばOKよ

RECIPE_12

ささっと作れる超時短レシピ

しらすと長いもの和え物

こんな人に　気虚・瘀血・陰虚

血行を促進させ、カルシウムが豊富なしらすで骨を強化！

材料（2人分）

長いも……120g
しらす……1パック（40g）
しょうゆ……適宜

作り方

1 長いもは皮をむいてすりおろし、しらすと和える。お好みで、しょうゆをかける。

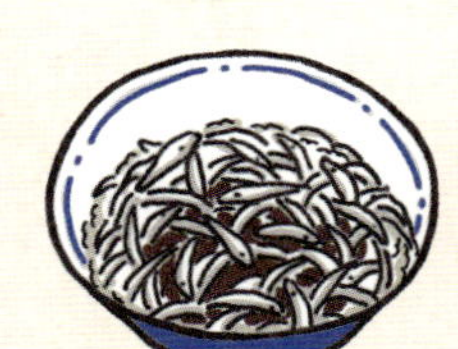

POINT
しらすには塩分が含まれているので、味付けは控えめにしましょう。

07

尿もれ・頻尿

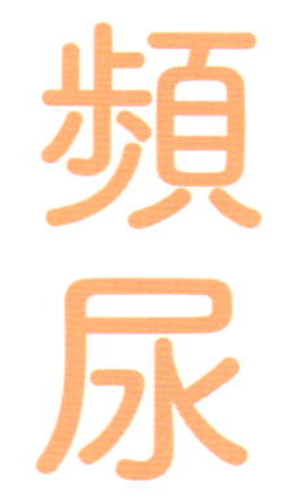

おもな症状

- くしゃみや咳の反動で尿もれする
- 就寝後に1回以上トイレに起きる
- 1日に8回以上トイレに行く

薬膳アドバイス

加齢とともに低下する「腎」と膀胱系の働きを高めます

尿もれ、頻尿、排尿痛などのトラブルは、加齢とともに多くなります。これは**「腎」や膀胱系機能の働きが低下することが原因なので、水分代謝の機能を高め、腎の働きを補いましょう**。飲食の不摂生やストレスによって体内に余分な熱がこもり、膀胱の働きが弱まって起こる場合もあります。尿の色が濃い、排尿時に痛む、口が渇くなどの症状がある場合は、寒涼性の食材で、余分な水分を体外へ排出させます。ストレスが原因の場合は、肝を回復させて気の流れをよくするものを食べましょう。

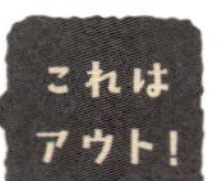

これはアウト！

消化の悪いものや冷たいもの、運動不足が悪化の要因に

消化の悪いものや冷たいものなどを摂りすぎると、胃腸や腎の水分代謝を妨げるので控えましょう。また、運動不足や肥満、出産後の筋力低下は、排尿トラブルにもつながります。排尿痛や残尿感が続く場合は、膀胱炎の疑いもあるので、気になる場合は病院を受診しましょう。

そんなあなたのおすすめ食材は

消化機能を整えて腎を強化する食材

おすすめ食材 その1

銀杏

1日10粒くらいまでが適量よ
Toilet
入ってまーす

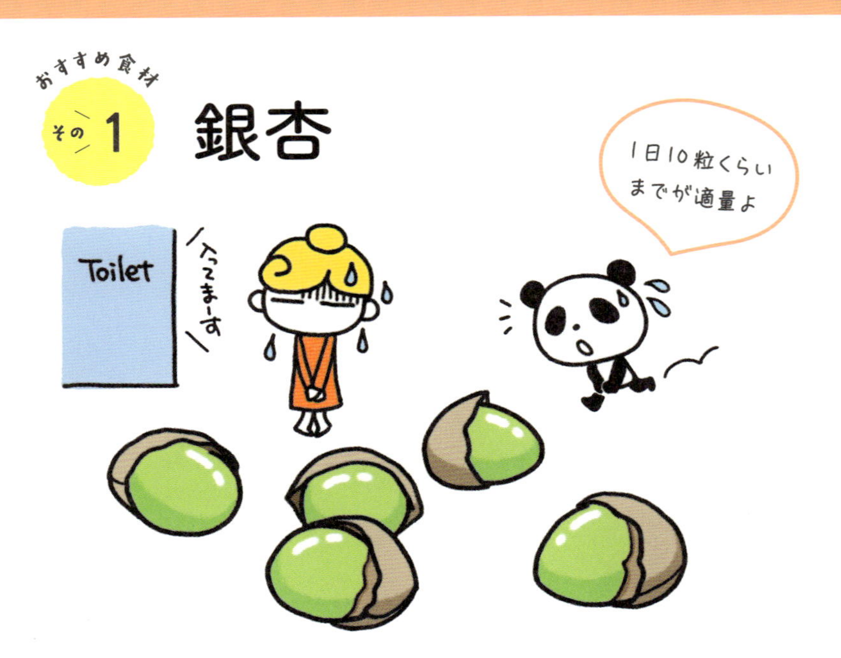

古くから知られる強壮剤は頻尿にも効果あり

頻尿やおりもののほか、尿のにごりを止め、夜尿症予防にも用いられる食材です。肺の機能を高め、喘息やから咳、たんを取るのにも役立ちます。ただし、カゼの咳には炎症や悪寒を閉じ込めてしまうので不向きです。毒性のアルカロイドを含むので、よく加熱して食べましょう。

こんな人に：気虚・水毒・寒　　**五性：**平性　**五味：**甘苦味

おもな効能

- 頻尿を改善する
- 咳をしずめる　● たんを止める
- 呼吸器系の疾患を改善する

食べ方

- **[腎の機能と滋養強壮アップ]**
  ➡ 銀杏に長いもをプラスして茶碗蒸しやお粥にする。
- **[おりものを止める]** ➡ 銀杏に蓮の実をプラスしてお粥にする。
- **[肺の機能アップ、下痢止め、咳止め]**
  ➡ 銀杏にれんこんをプラスして炒め物にする。

おすすめ食材

その2 蓮の実

お粥、スープ、茶碗蒸しなど
料理にちょいたしでいいのよ

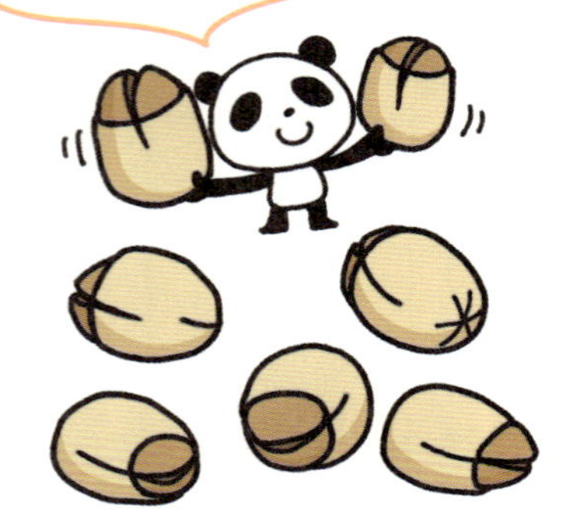

不正出血、おりもの、尿失禁を緩和させるほか、消化吸収機能を高め、慢性の下痢を止める作用があります。また精神を安定させて、不眠や動悸を抑える効果もあります。

こんな人に：気虚・血虚
五性：平性　**五味：**甘味

おもな効能
- 精神を安定させる
- 滋養強壮
- 胃腸の機能を高める
- 慢性の下痢を改善する

おすすめ食材

その3 長いも

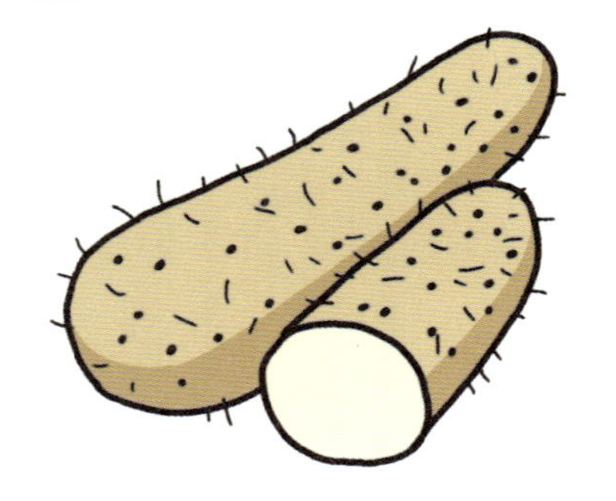

漢方で長いもは「山薬（さんやく）」と呼ばれ、とても滋養強壮が高い食材です。**消化機能を高め、頻尿、下痢、おりものを緩和**し、咳止めの効果もあります。

こんな人に：気虚・陰虚
五性：平性　**五味：**甘味

おもな効能
- 体に必要な水分を補う
- 胃腸の機能を高める
- 疲労回復
- 肺の機能を高める

その他のおすすめ食材

調味料・スパイス	酢、ウイキョウ
肉・魚	豚肉、豚マメ（豚の腎臓）、スズキ、タイ、うなぎ、どじょう、エビ
野菜	はと麦、セロリ、冬瓜、黒豆、小豆、豆類、栗、クルミ
飲みもの	はと麦茶、黒豆茶

RECIPE_13

強壮パワーを缶詰で手軽に

銀杏と長いものオイスターソース炒め

こんな人に　気虚・陰虚

長いもは皮ごと使うので、丸ごと栄養がいただけます。

材料（2人分）

銀杏（水煮缶）……1缶（60g）
長いも……200g
A｜オイスターソース・酒……各大さじ1
　｜しょうゆ・みりん……各大さじ1/2
サラダ油……適量

作り方

1 銀杏は水でさっと洗う。長いもはひげ根を取り、皮付きのまま拍子木切りにする。

2 フライパンにサラダ油をひいて熱し、長いも、銀杏の順に炒める。Aを加え、照りがでるまで煮詰める。

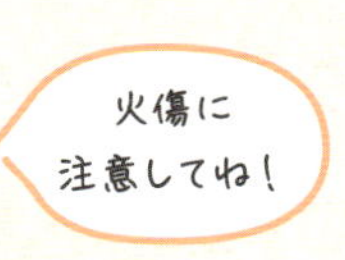

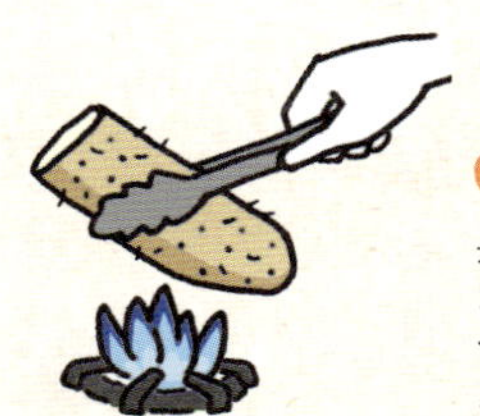

POINT
長いものひげ根は、コンロであぶって手でこすると簡単に取ることができます。

RECIPE_14

ほんのり甘くやさしい味

蓮の実と栗のお粥

こんな人に　気虚・陰虚

市販の蓮の実は、水で戻してから使います。

材料（2人分）

蓮の実……20粒
甘栗……2個
米（洗っておく）……1/4合
水……800mℓ
塩……適量

作り方

1 蓮の実は水で洗い、1時間ほど水（分量外）につけて戻す。甘栗は洗っておく。

2 鍋に1と米と水を入れて火にかけ、沸騰したら弱火にし、蓮の実がやわらかくなるまで1時間ほど煮込み、塩を入れて味を整える。

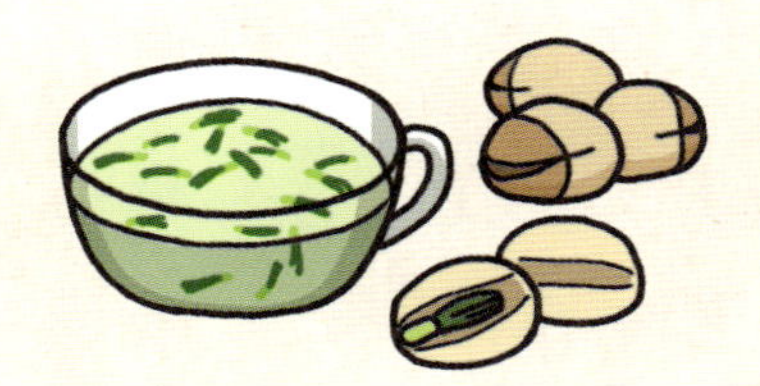

POINT
蓮の実を割ると、中に緑色の芯が入っていることがあります。これは蓮心（れんしん）という生薬。苦みがあり、お茶にして飲むと、体にこもった熱を冷まし、リラックスの効果があります。

08 のぼせ・ほてり

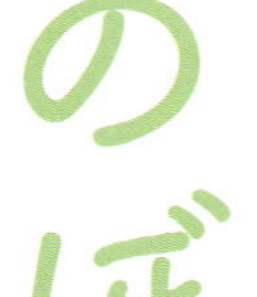

おもな症状
- 顔がほてって熱くなる
- 汗がたくさんでる
- 上半身はのぼせて、下半身は冷える

薬膳アドバイス 体をうるおす水分の不足と気・血の滞りが原因です

更年期の症状のひとつに**ホットフラッシュ**があります。これは暑さや寒さに関係なく起こる、のぼせやほてり、汗が止まらない、といった症状のことです。これらは、体をうるおすエネルギーが不足していることが原因と考えられています。熱が過剰なわけではなく水分が不足しているので、**体に必要な水分を補うことが大切**です。また、上半身はのぼせて下半身が冷える**「冷えのぼせ」の場合は、足湯などで血液の循環を改善させ、血行をよくする**ことで症状が緩和されます。

これはアウト！ 味の濃いもの、コーヒー、体の温めすぎはNG

味の濃いものや辛いもの、コーヒーの飲みすぎに注意しましょう。ホットヨガなどで体を温めすぎるのも、体をうるおす水分が不足し、ますますエネルギーが消耗します。また、クールダウンしようと**冷たいものを摂りすぎ**るのは、血流を悪くして、「冷えのぼせ」を助長させる原因になります。

そんなあなたの
おすすめ食材は

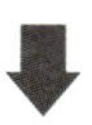

**足りない水分を補い
気・血の巡りをよくする食材**

豆乳

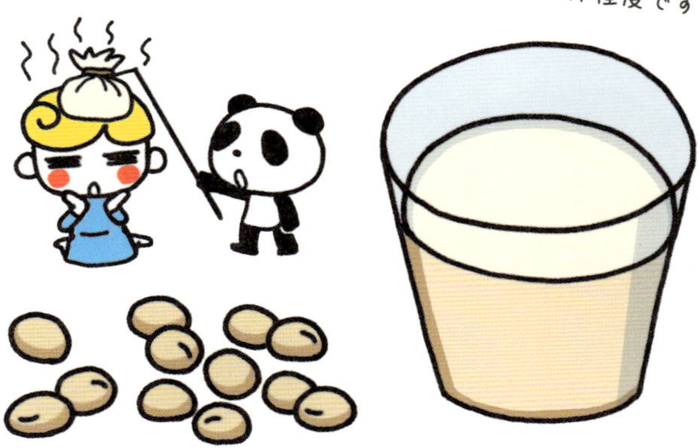

体の熱を冷まして水分を補い ホットフラッシュを改善

大豆製品に含まれるイソフラボンは、更年期の症状改善に有効です。その中でも豆乳は、**熱を冷まし、体に必要な水分を補う作用**があるので、ホットフラッシュの改善におすすめです。体をうるおし、虚弱を改善して体力をつける働きは、豆腐よりも豆乳の方がすぐれています。

こんな人に：気虚・陰虚・熱　**五性：**平性　**五味：**甘味

おもな効能

- 気を補う
- 体の熱を冷ます
- 必要な水分を補う
- 肺をうるおし、咳やたんを除く

食べ方

- **［肺や肌をうるおし、咳止めに］** ➡ 豆乳に白ごまをプラスして。
- **［精力や血を補う作用に］** ➡ 豆乳に黒ごまをプラスして調理。
- **［気を補い、腸をうるおし、便秘改善に］**
➡ 豆乳にはちみつをプラスして調理。

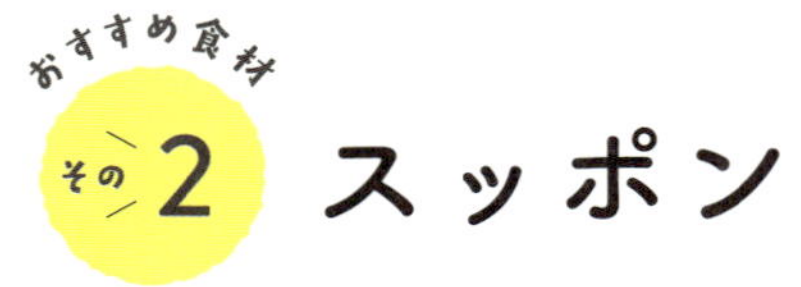

その2 スッポン

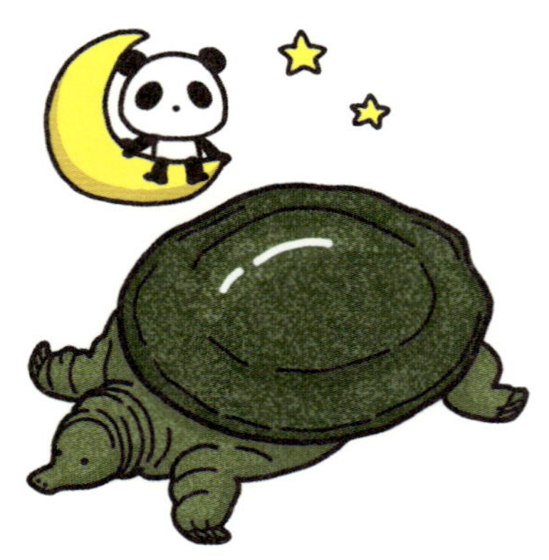

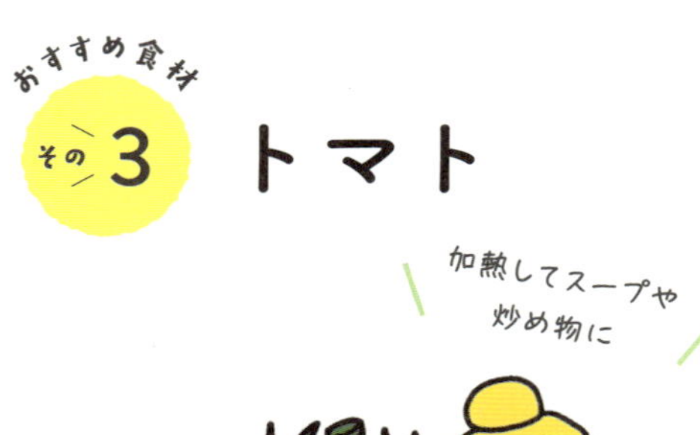

体にこもった熱を冷ますので、ホットフラッシュの症状や夏バテに最適です。腎を助けて体に必要な水分や血を補う作用があるので慢性の下痢、不正出血、おりものにも効果があります。

こんな人に：気虚・血虚・陰虚
五性：平性　**五味：**甘味

おもな効能
- 体の熱を冷ます
- 体に必要な水分を補う
- 気を補う
- 肌にうるおいを与える

おすすめ食材
その3 トマト

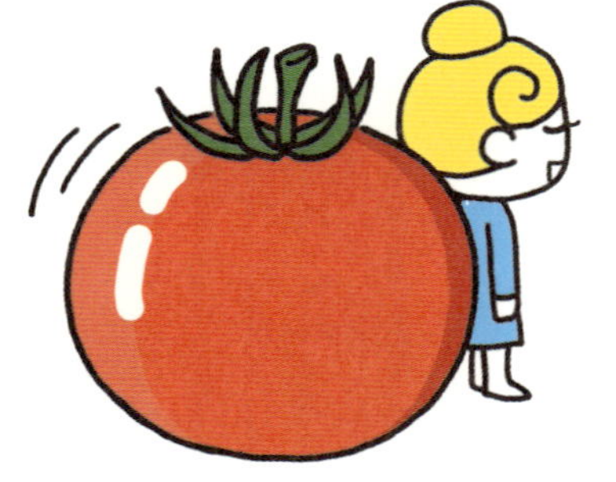

体内の余分な熱を冷まし、のぼせや暑気あたりを解消します。体に必要な水分を補い、胃腸の働きを整えて消化を高める効果があります。

こんな人に：気滞・陰虚・熱
五性：涼性　**五味：**甘酸味

おもな効能
- 体の熱を冷ます
- 口の渇きを癒す
- 胃腸の働きを整える
- 血圧を下げる

その他のおすすめ食材

調味料・スパイス	オイスターソース、はちみつ、氷砂糖、白砂糖、塩
肉・魚	鴨肉、豚肉、鶏卵、カニ、アワビ、クラゲ、ハマグリ、イカ、ツバメの巣
野菜	ほうれん草、オクラ、長いも、梨、黒・白ごま、黒・白きくらげ
飲みもの	牛乳、緑茶、ウーロン茶、甘酒、ヨーグルト

RECIPE_15

イソフラボン効果でホットフラッシュを改善
クコ入り豆乳甘酒

こんな人に　気虚・陰虚

クコの実と甘酒の甘さがとろけ合う、まろやかな味です。

材料（2人分）

無調整豆乳 …… 100mℓ
甘酒（無糖） …… 100mℓ
クコの実 …… ひとつまみ

作り方

1 カップにすべてを入れ、かき混ぜる。

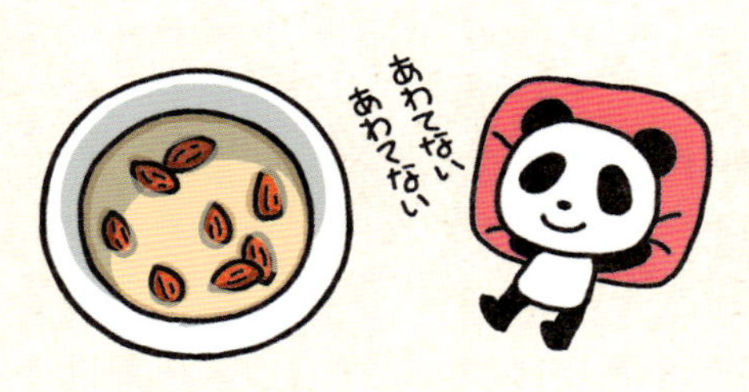

POINT
クコの実はやわらかくしたほうが消化によいので、10分ほど浮かべておきましょう。

RECIPE_16

色鮮やかで栄養たっぷり
トマトとほうれん草の卵スープ

こんな人に　気虚・陰虚・熱

トマトのクールダウン効果でほてりをしずめ、ほうれん草で血を補います。

材料（2人分）

トマト …… 大1/2個
ほうれん草 …… 1/4束
鶏がらスープ …… 400mℓ
卵 …… 1個
塩・こしょう …… 各適量

作り方

1 トマトはくし型に切り、ほうれん草は茹でて4～5cm幅に切る。卵は割りほぐす。
2 鍋に鶏がらスープ、ほうれん草を入れて加熱する。
3 沸騰したら卵を流し入れてトマトを加え、塩・こしょうで味を調える。

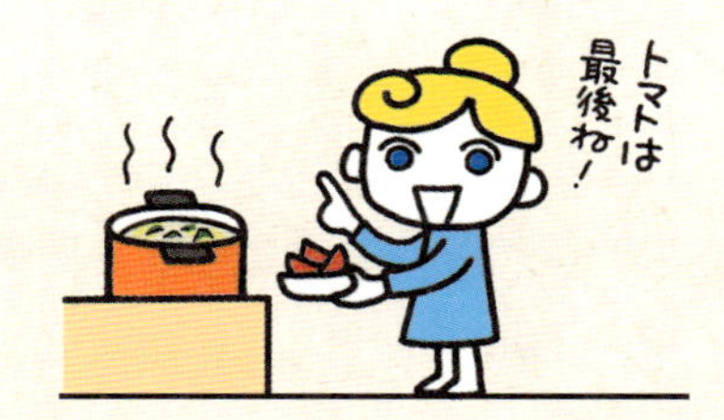

POINT
トマトは加熱しすぎると実が崩れるので、軽く加熱する程度でOKです。

プレ更年期に
よくある不調

09

便秘

おもな
症状

- 規則正しい便通がない
- 便通があってもスムーズに出ない
- 便が硬い

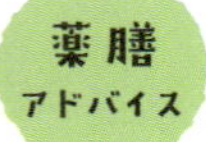

自分の体質と食材の五性の組み合わせが大切です

便秘の改善には、**自分の体質の見極めから始めましょう**。例えば、「熱」タイプの場合は、体の熱を冷ますバナナや柿などの寒涼性の食材を摂り、体が冷えている「寒」タイプは、体を温める食材を摂るようにします。腸をうるおして便の滑りをよくする食材(クルミ、松の実、黒ごま、はちみつ、ごま油など)と、腸のせん動運動を促す食物繊維の多い食材を意識して摂り、さらに自分のタイプと五性の食材を合わせることがポイントです。

これは
アウト!

冷たいもの、刺激物の摂りすぎは腸の冷えと乾燥の原因に

熱タイプの人は、**脂っこいものや刺激物を摂りすぎると、体に余分に熱を生む**ので注意しましょう。寒タイプは、**冷たいものを摂りすぎる**と腸の働きが低下するので、体を温める食事を心がけて。下剤などの薬の服用は、根本的な改善にはならず体力を消耗することが多いので、なるべく避けましょう。

そんなあなたの
おすすめ食材は

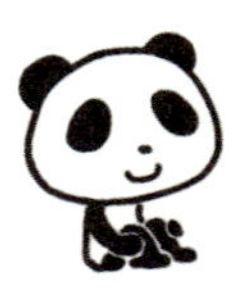

腸内をうるおす
自分の体質タイプに合った食材

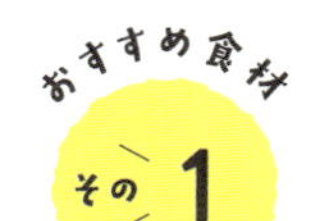

はちみつ

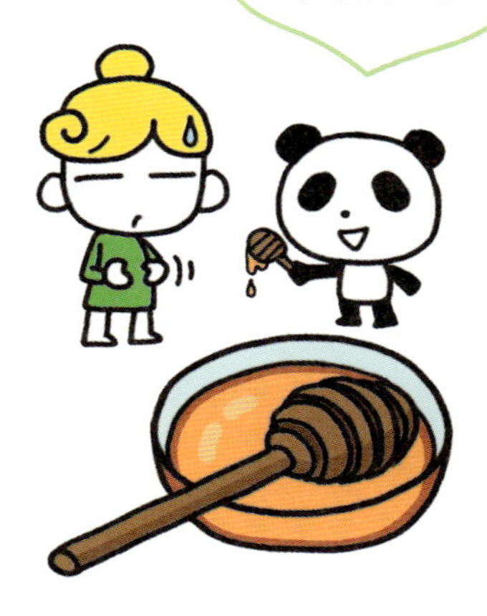

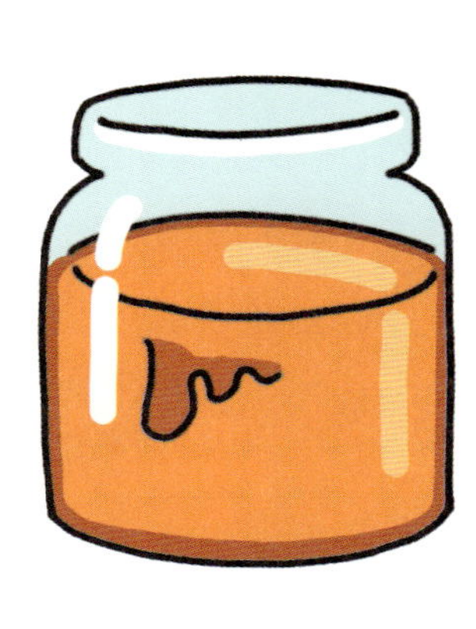

腸内の滑りをよくして便秘を改善 お肌のうるおい効果もあります

腸内をうるおして、お通じをよくします。虚弱タイプ（気虚）と水分不足タイプ（陰虚）の便秘には特におすすめです。肺をうるおす作用があるので、乾燥によるから咳にも効果があり、胃腸の痛みや腹痛にも用いることができます。ただし中毒の心配もあるので、乳児には食べさせないようにしましょう。

こんな人に：気虚・血虚・陰虚　**五性：**平性　**五味：**甘味

おもな効能

- 体に必要な水分を補う
- 腸内をうるおして便通を改善する
- 肺をうるおして咳をしずめる
- 胃腸の痛みをやわらげる

食べ方

- **［腸をうるおし、慢性の便秘改善に］**
  ➡ はちみつに黒ごまと松の実をプラスして調理。
- **［腸をうるおし、咳をしずめる］**
  ➡ はちみつにクルミをプラスして調理。
- **［胃腸虚弱による腹痛改善に］** ➡ はちみつに陳皮をプラス。

おすすめ食材

その2 松の実

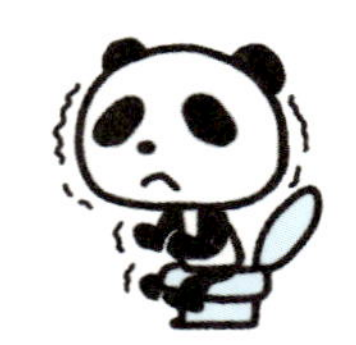

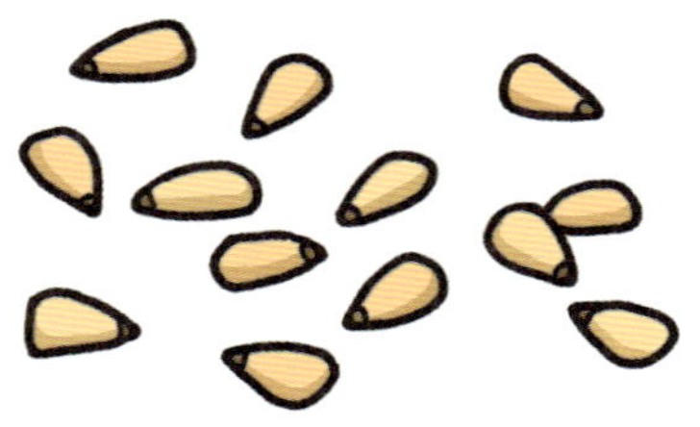

体に必要な水分を補って皮膚や髪の乾燥を防ぎ、**うるおいを保つ**効果があります。また咳をしずめ、便通をよくする作用もあります。酸化しやすいので、早めに食べきりましょう。

こんな人に：気虚・血虚・陰虚・寒
五性：温性　**五味：**甘味

おもな効能
- 血を補う
- 体に必要な水分を補う
- 皮膚や髪の乾燥を防ぐ

おすすめ食材

その3 黒きくらげ

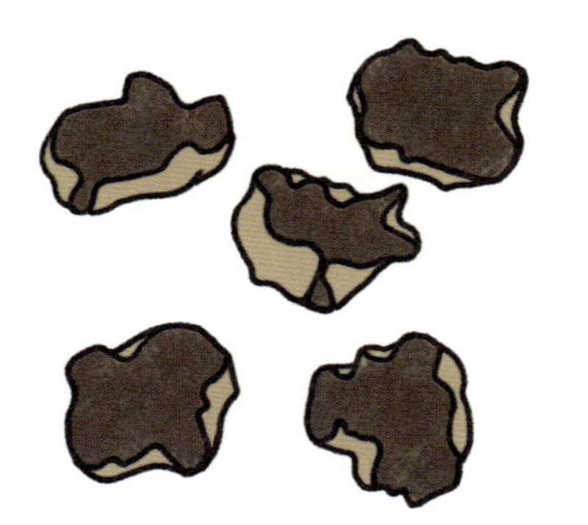

食物繊維が豊富で、便秘の改善に最適です。過労や虚弱体質の血便、不正出血の予防、血液中の熱を冷まして出血を止める効果もあります。黒きくらげは血を、白きくらげは水分を補います。

こんな人に：気虚・血虚・瘀血
陰虚・熱
五性：平性　**五味：**甘味

おもな効能
- 血を補う
- 体に必要な水分を補う
- 血液中の熱を冷ます
- 出血を止める

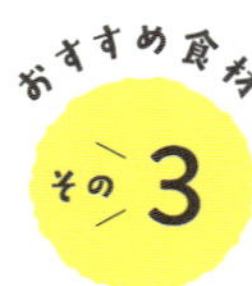

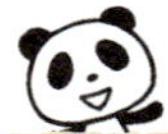

その他のおすすめ食材

調味料・スパイス	オリーブオイルやごま油などの植物性油、羅漢果（らかんか）
肉・魚	なまこ、海藻類
野菜	ごぼう、ほうれん草、レタス、クルミ、いも類、豆類、きのこ類
飲みもの	甘酒、ヨーグルト、乳製品

RECIPE_17

まいにち食べて便秘解消

木の実のはちみつ漬け

こんな人に　すべてのタイプ

腸をうるおすはちみつと食物繊維豊富なナッツは、便秘解消に最高のコンビです。

材料（作りやすい分量）

ミックスナッツ	50g
黒煎りごま	大さじ2
松の実	10g
クコの実	大さじ1
はちみつ	140g

作り方

1. はちみつ以外の材料を、フライパンでほんのり色付くまで弱火で炒る。
2. 1の粗熱が取れたら、清潔な密閉ビンに入れ、はちみつを入れて混ぜる。常温で3週間ほど保存できる。

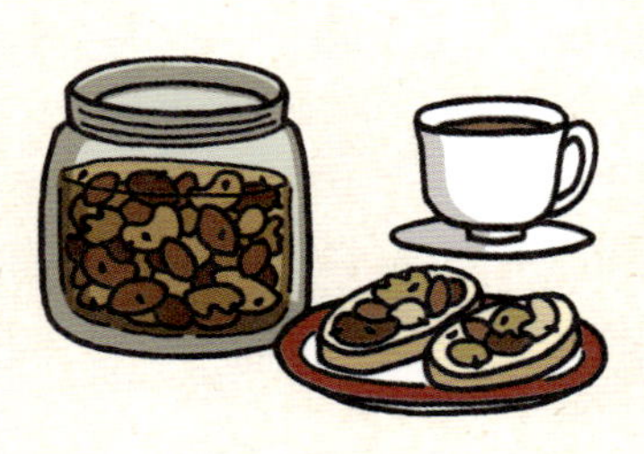

POINT

パンやヨーグルトと合わせたり、紅茶に入れるのもおすすめです。

RECIPE_18

食物繊維がたっぷり

黒きくらげのピリ辛炒め

こんな人に　すべてのタイプ

便秘を解消する常備菜として、まいにち少しずつ食べるのがおすすめ。

材料（2人分）

黒きくらげ（乾燥）	10g
ごま油	適量
しょうゆ	大さじ1
みりん	大さじ1
酢・ラー油	各小さじ1
小口唐辛子・塩	各少々

作り方

1. 黒きくらげはたっぷりの水（分量外）で戻し、洗う。硬い部分があれば取り除く。
2. フライパンにごま油をひいて熱し、黒きくらげを炒める。
3. しょうゆ、みりん、酢、ラー油、小口唐辛子を加えてさらに炒め、塩で味を調える。

熱や陰虚タイプの人は
小口唐辛子とラー油を
控えめにね

10

多汗

おもな症状

- 前ぶれなく顔が熱くなり、大量の汗が出る
- 暑さ寒さと関係なく場所を選ばず汗が出る
- 朝起きるとびっしょり汗をかいている

薬膳アドバイス 気・血の巡りをよくしてリラックスすることが大切

漢方では、なにもしなくてもダラダラ出る汗を「自汗（じかん）」、朝起きてびっしょりしているほど出る汗を「盗汗（とうかん）」と区別します。**血や水分が足りない場合は必要な水分や栄養を補いますが、気が足りない場合は気を補い**、汗を収れんさせる作用のもの（五味子、梅、レモンなど）を用いることもあります。体内でヒートアップした熱を冷ますための汗の場合は、こもった熱を冷ます食材（緑茶、ウーロン茶、冬瓜、きゅうりなどのうり系、海藻類）で改善できます。

これはアウト！ 睡眠不足が続くと汗が制御不能になります

不眠が続くと、汗をコントロールする働きが弱まって多汗の原因になるので、睡眠不足にならないように注意しましょう。また**味の濃いもの、辛いもの、カフェイン、アルコールの摂りすぎ**は、体に必要な水分を消耗させるので控えてください。

そんなあなたの
おすすめ食材は

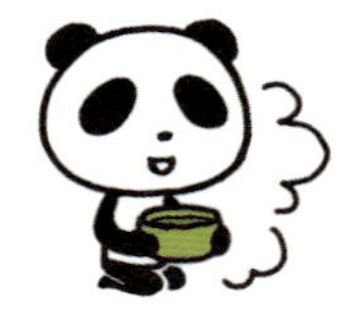

**汗を収れんさせたり
必要な水分を補う食材**

おすすめ食材 その1

五味子（ごみし）

酸・苦・甘・辛・鹹の
5つの味を持つ
不思議な食材なのよ

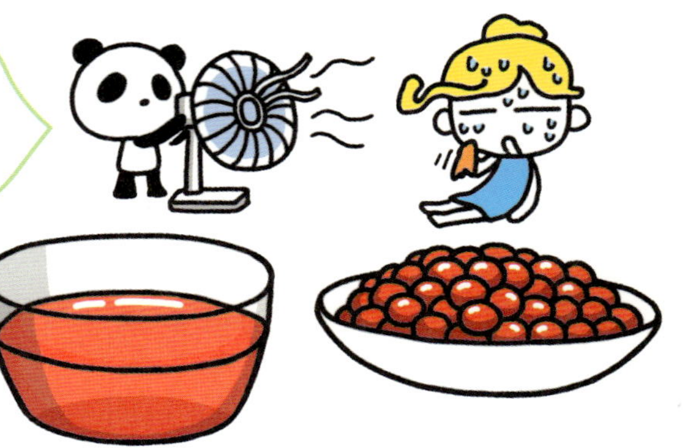

韓国の伝統的な健康ドリンクは
汗を止める効果もあります

日中にダラダラ出る汗と寝汗を止める効果があるほか、体に必要な水分を増やして肺の機能を高め、慢性の咳や呼吸困難にもよいです。また、腎の機能を高め、頻尿の改善、下痢を止める働きや、精神を落ち着かせる作用もあります。韓国の伝統茶である五味子茶（オミジャ茶）は、五味子に砂糖などで甘みをつけた、健康ドリンクです。

こんな人に：気虚・陰虚　｜　**五性：**温性　**五味：**酸味

おもな効能

- 汗を止める
- 精神を落ち着かせる
- 喉の渇きをうるおす
- 腎の働きを高める
- 慢性の咳や呼吸困難をしずめる

食べ方

- **［咳止めに］** ➡ 五味子にはちみつをプラスしてお茶にする。
- **［精神安定と不眠症の改善］**
  ➡ 五味子にナツメやゆり根をプラスしてお茶にする。
- **［下痢止めに］**
  ➡ 五味子に酢をプラスしてサラダのドレッシングにする。

おすすめ食材 その2

梅

梅干し、梅酒、梅味噌は
口の渇きにも
効果があるのよ

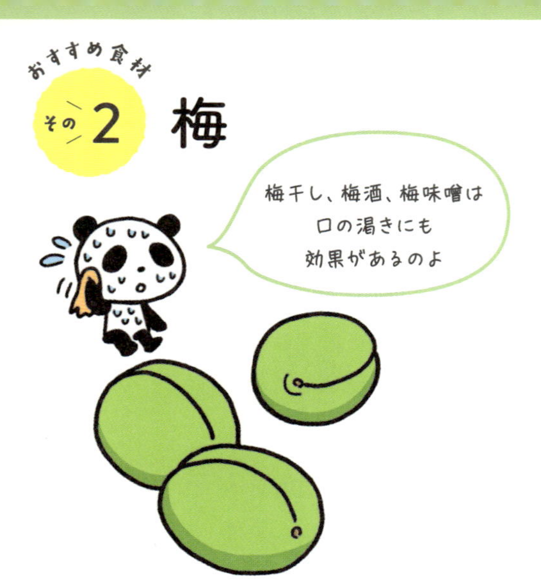

だ液の分泌を促し、体に必要な水分を増やしてくれます。咳やたんをしずめるほか、腸の機能を整えて下痢を止める効果もあります。青梅には有毒成分があるので食用にしないよう注意。

こんな人に：気虚・陰虚
五性：平性　**五味**：酸味

おもな効能
- 体に必要な水分を補う
- 咳やたんをしずめる
- 腸の機能を整える
- 下痢を止める

おすすめ食材 その3

黄耆（おうぎ）

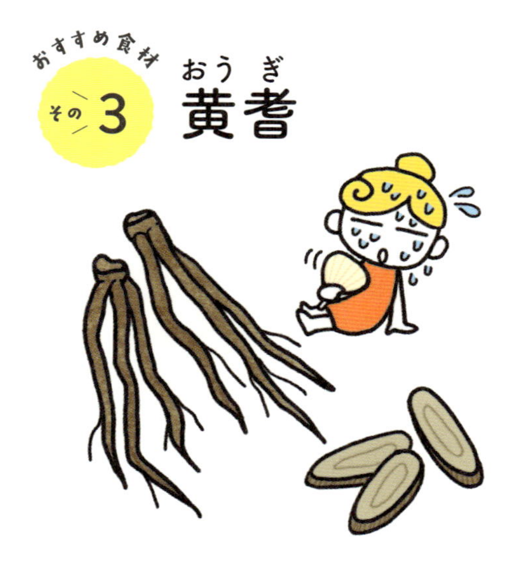

不自然にダラダラ出る汗と寝汗を止める作用があり、多汗やむくみの症状におすすめです。気を補い、免疫力を高め、だるさや食欲不振の改善にも役立ちます。

こんな人に：気虚・陰虚・水毒
五性：温性　**五味**：甘味

おもな効能
- 水分代謝をよくする
- 免疫力を高める
- 肺の機能を高める
- 食欲不振を改善する

その他のおすすめ食材

調味料・スパイス	酢、レモン
肉・魚	鴨肉、豚肉、イワシ、アサリ、シジミ、牡蠣、ハツ（豚の心臓）
野菜	穀類、長いも、ゆり根、いちじく、豆腐、クコの実、ナツメ、蓮の実
飲みもの	牛乳、豆乳、甘酒、緑茶、ウーロン茶

RECIPE_19

韓国でむかしから飲まれている健康茶

五味子茶

こんな人に 気虚・気滞・血虚・瘀血・陰虚・水毒・寒

お湯ではなく水で戻すのがポイント。美しいルビー色のお茶です。

材料（作りやすい分量）

五味子 …… 30g
はちみつ …… 大さじ2〜3
水 …… 600mℓ

作り方

1 五味子をさっと洗い、清潔な保存容器に入れる。

2 はちみつを少量の水で溶かし、1に残りの水と一緒に入れる。

3 2を半日おき、ザルで濾す。

※赤色にならないタイプの五味子もあります。

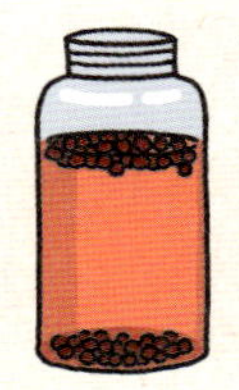

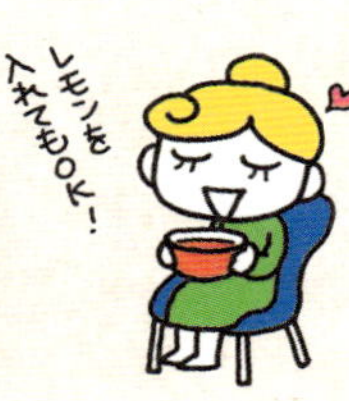

POINT
五味子の実がバラバラになるのが気になる人は、お茶パックを使ってもOK。沸騰させると苦味が増すので、水出しがおすすめです。

RECIPE_20

さっぱり風味のホクホク長いも

長いものソテーと梅肉ソース

こんな人に すべてのタイプ

梅には整腸作用があり、長いもと合わせることで下痢止めにもなります。

材料（2人分）

梅干し …… 2個
みりん …… 大さじ1/2
長いも …… 120g
サラダ油 …… 適量

作り方

1 梅干しは種を取り、みりんを合わせ、叩いてなめらかにする。

2 長いもはひげ根を取り（→P.61参照）、皮付きのまま1cm幅の輪切りにする。フライパンにサラダ油をひいて熱し、長いもを両面焼く。

3 2を皿に盛り、1を添える。

長いもは
さっと焼くとサクサク
じっくり焼くとホクホクの
食感になるのよ

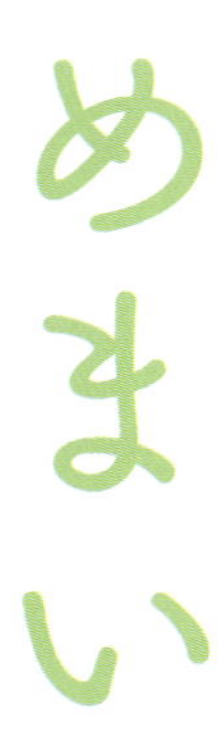

めまい

おもな症状

- 体がフワフワする
- 目がぐるぐる回る
- 吐き気がする

薬膳アドバイス

頭部に熱がこもっているから熱を冷まし、代謝をよくして

めまいは、**加齢やストレス、飲食の不摂生などが要因**にあげられますが、症状が頻繁に起こる場合は、高血圧やメニエール病、脳の動脈硬化症などが潜んでいることもあるので専門医の受診が必要です。ストレスで頭部に熱がこもっているときは熱を冷ます食材を摂り、飲食の不摂生や肥満で体内に余分な水分がたまっている場合は水分代謝をよくします。気・血の消耗で脳に栄養が行きわたらない場合には気・血を補充し、加齢や過労の場合は滋養作用のあるものを摂りましょう。

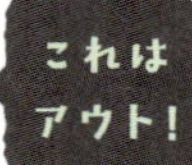

これはアウト！

ストレス、過労、睡眠不足は大敵 脂っこいものや甘いものは控える

過剰なストレスは頭部に熱がこもり、気・血の流れを滞らせます。また**疲労や睡眠不足**が続くと、脳に栄養が届かない状態が続き、めまいの原因にもなります。このほか**脂っこいものや甘いもの、冷たいものを食べすぎる**と体内に余分な水分を生む原因になるので控えましょう。

そんなあなたのおすすめ食材は

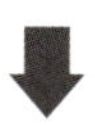

**消化がよく
体質タイプに合った食材**

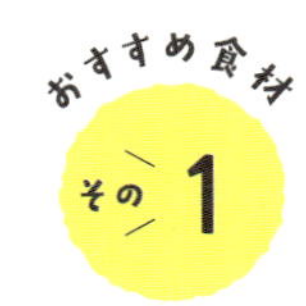

黒豆

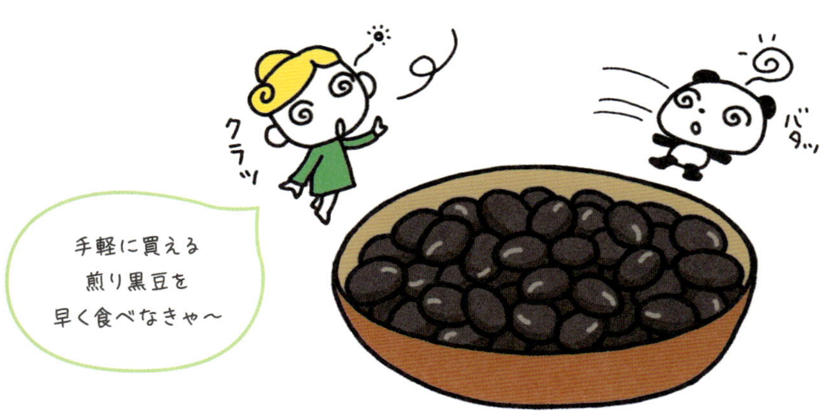

薬効が高い食材の代表格
皮や煮汁にも栄養がいっぱい

血を補い、血行をよくして体の余分な水分を排出し、加齢による腎機能の衰えを補います。特に黒豆の皮には、めまいや頭痛を改善する作用が高く、生理不順のほか、体に必要な栄養が不足して起こるめまいやふらつきにもおすすめです。煎じた汁は、顔のむくみや足腰のだるさ、耳鳴りにも効果があります。

こんな人に：気虚・血虚・瘀血・陰虚・水毒　｜　**五性：**平性　**五味：**甘味

おもな効能

- 水分の排出を促す
- 血行をよくする　● 体に必要な水分を補う
- 腎機能を強化する　● 血を補う

食べ方

- **[血液不足、加齢によるめまい、頭痛に]**
  ➡ 黒豆にクコの実と菊花をプラスしてお茶にする。
- **[寝汗の改善に]** ➡ 黒豆に五味子をプラスしてお茶にする。
- **[水分代謝アップに]** ➡ 黒豆にはと麦をプラスしてお粥にする。

おすすめ食材 その2 はと麦

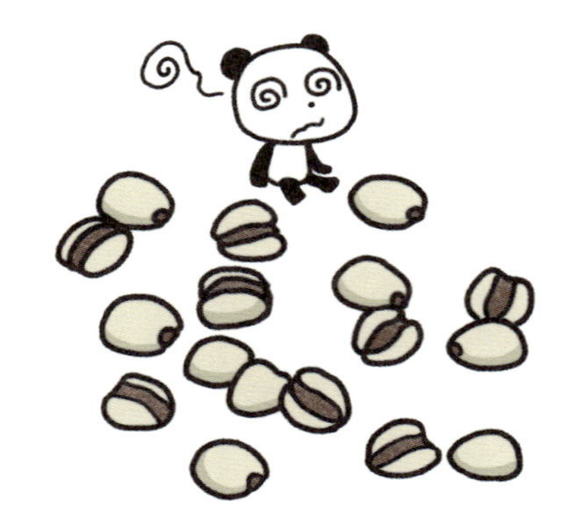

余分な水分を排出する作用があり、むくみの改善によい食材です。消化機能を高め、お腹の調子を整えて下痢を止める効果もあります。生薬では皮を取り除いた白い部分を使用します。

こんな人に：水毒・熱
五性：涼性　**五味：**甘味

おもな効能

- 水分の代謝を促進する
- むくみを解消する
- 美肌になる
- 消化機能を高める

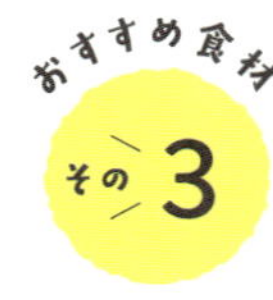

おすすめ食材 その3 ひじき

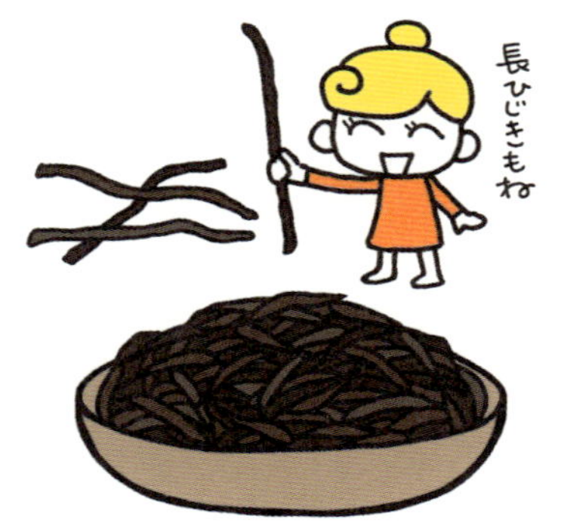

貧血が改善します。また、**気持ちを安定させ、不眠にも効果があります。**こもった熱を冷まし、利尿作用もあるので、むくみやすいタイプにもおすすめです。髪もツヤツヤになります。

こんな人に：血虚・水毒・熱
五性：寒性　**五味：**苦鹹味

おもな効能

- 体の熱を冷ます
- 精神を安定させる
- 水分代謝を高める
- 血を補う

その他のおすすめ食材

調味料・スパイス	陳皮、オイスターソース
肉・魚	鴨肉、レバー、スズキ、タイ、牡蠣、アサリ、海藻類
野菜	はと麦、トマト、セロリ、ほうれん草、長いも、ナツメ、桑の葉
飲みもの	緑茶

RECIPE_21

炊飯器に材料を入れて炊くだけ

黒豆とクコの実のごはん

こんな人に
気虚・血虚、瘀血・陰虚・水毒

プレ更年期に起こりやすい、めまい症状や頭痛に効果があります。

材料（2人分）

米（洗っておく）……2合
煎り黒豆……20g
クコの実……大さじ1
生姜（千切り）……1/2片分
酒……大さじ1
塩……小さじ1/2

作り方

1 すべての材料を炊飯器に入れ、米の分量に合わせて水（分量外）を加え、ひと混ぜする。

2 30分ほど浸水し、通常モードで炊く。

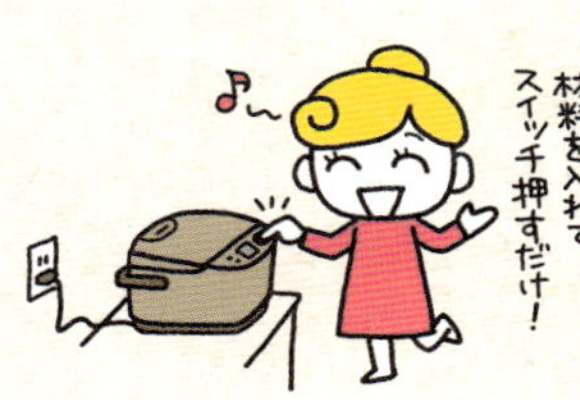

POINT

気滞タイプの改善には、仕上げに千切りのしそや三つ葉を加えるとよいでしょう。

RECIPE_22

はと麦のプチプチ食感がクセになる

ひじきとはと麦のサラダ

こんな人に
血虚・水毒・熱

めまいの改善はもちろん、水毒タイプの頭痛にもおすすめです。

材料（2人分）

はと麦……150g
ひじき（乾燥）……5g
ミニトマト……4個
きゅうり……1/2本
塩……適量
A オリーブオイル……大さじ1と1/2
　ポン酢……大さじ1
　塩・こしょう……各適量
ミックスビーンズ（水煮）……50g

作り方

1 はと麦はよく洗い、たっぷりの水（分量外）で30分ほど浸し、40分〜1時間ほど煮込む。

2 干しひじきは水（分量外）で戻し、食べやすい大きさに切る。ミニトマトは半分に切る。きゅうりは輪切りにして塩を振り、しんなりしたら水気を絞る。

3 ボウルにAの材料を入れて混ぜ、2、茹でたはと麦、ミックスビーンズを加えて和える。

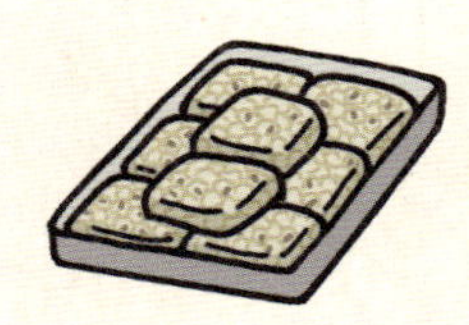

POINT

はと麦は、お米を研ぐように、にごりがなくなるまで洗いましょう。多めに茹でて、小分けに冷凍しておくと便利です。

頭痛

おもな症状
- 慢性的に張るような痛みがある
- 低気圧や雨の日に症状がでる
- めまいや吐き気がある

薬膳アドバイス

気・血・水を整えるのに適した食材で改善をめざして

痛みが長引く場合は、病院を受診しましょう。特に異常がない慢性的な頭痛のときは、薬膳で改善できます。漢方で頭痛の原因は**寒さや冷え、湿度などの外的要因と、ストレスや血液の滞りなどの内的要因**に分類されます。内的要因はさらにタイプ別で分かれ、「瘀血の痛み」は刺すような痛み、「気滞の痛み」は痛む場所が定まらない張るような痛み、「水毒の痛み」は重だるく、めまいや吐き気を伴います。

これはアウト!

飲食の不摂生、冷え、過労などが頭痛の原因になります!

頭痛には大きく3つの痛みがあります。「瘀血の痛み」は**飲食の不摂生や運動不足が原因**なので、血流をよくすることが大切です。「気滞の痛み」は、**ストレスや睡眠不足が原因**で気の滞りが考えられます。「水毒の痛み」は、**消化機能を高め、余分な水分を排出することを心がけましょう**。

そんなあなたのおすすめ食材は

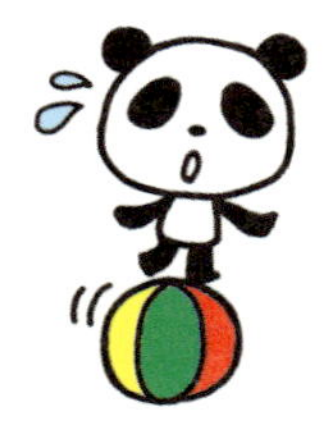

気・血・水を整えて体質タイプに合う食材

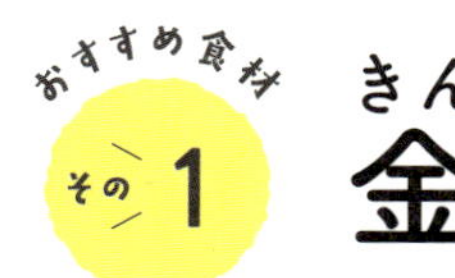

きんしんさい
金針菜

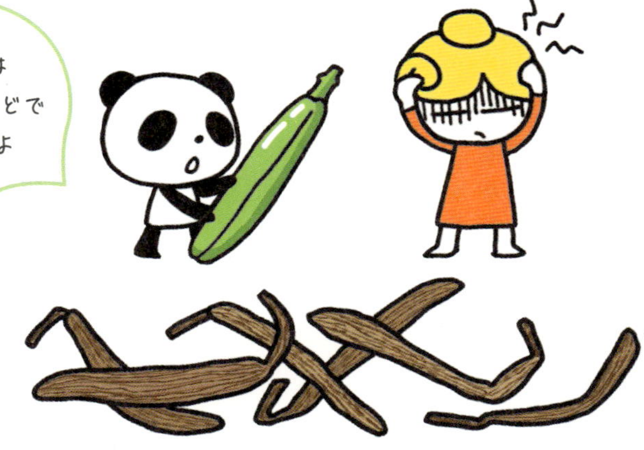

プレ更年期に大切な鉄分がとっても豊富です

血を補い、余分な水分を排出するので、血虚や水毒の頭痛やめまいに効果的です。また、プレ更年期に補うとよい鉄分が豊富で、ほうれん草の20倍もあるのが特徴です。中華料理ではよく炒め物などに入っていますが、これは生食が有害なためです。乾燥したものは、水で戻してきんぴらや煮物にするとおいしいです。

こんな人に：血虚・水毒・熱　｜　**五性：**涼性　**五味：**甘味

おもな効能

- 体の熱を冷ます
- 余分な水分を排出する
- 血を補う
- 出血を止める
- 毒素を分解する

食べ方

- **[貧血、耳鳴りの改善]** ➡ 金針菜に鶏肉をプラスしてお粥に。
- **[貧血、不眠の改善]** ➡ 金針菜にアサリをプラスしてスープに。
- **[精神の安定に]** ➡ 金針菜に蓮の実をプラスして味噌汁に。

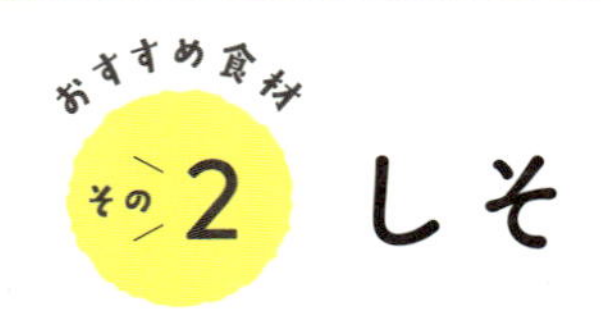

しそ

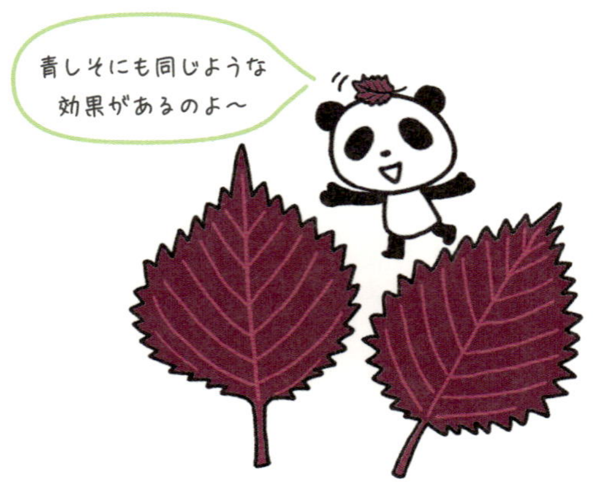

漢方薬に使われるのは赤しそです。**体を温めて気の流れをよくし、胃腸の働きを助けます**。冷えを解消させて発汗を促すので、初期カゼによる頭痛をやわらげる効果もあります。

こんな人に：気滞・水毒
五性：温性　**五味：**辛味

おもな効能
- 気の流れをよくする
- カゼの邪気を発散する
- 胃腸の働きを補う
- 解毒作用

おすすめ食材 その3

菊花（きくか）

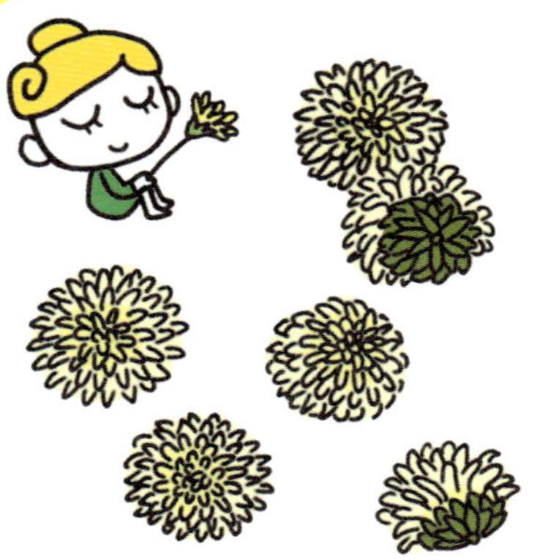

頭部にたまった熱を冷やします。頭痛や高血圧のめまいにも効果があります。邪気を発散する働きもあるので、熱が出るカゼの初期症状にもおすすめです。

こんな人に：気滞・熱
五性：涼性　**五味：**甘苦味

おもな効能
- 熱を冷ます
- 気の流れをよくする
- 炎症を抑える
- 解読作用

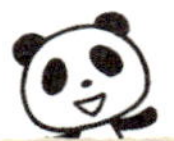

その他のおすすめ食材

調味料・スパイス	陳皮、山椒、レモングラス
肉・魚	鶏肉、マグロ、スズキ、タイ、アサリ、海藻類
野菜	はと麦、セロリ、トマト、香菜、小豆、ミント、クコの実、桑の葉
飲みもの	緑茶、ウーロン茶、ジャスミン茶

RECIPE_23

しゃきしゃきの歯ごたえがアクセント

金針菜とほうれん草のおひたし

こんな人に	血虚・陰虚 熱

血を増やす作用があるので、血液不足による頭痛や貧血におすすめです。

材料（2人分）

金針菜（乾燥・オレンジ色）…7g
クコの実……大さじ1
ほうれん草……3束
A しょうゆ……大さじ1
だし汁……大さじ1
クコの実の戻し汁……小さじ2

作り方

1 金針菜はたっぷりの水（分量外）に10分浸して戻し、軽く揉み洗いをする。クコの実はひたひたの水（分量外）に浸して戻し、戻し汁は取っておく。ほうれん草は茹でて水にさらし、絞って4～5cm幅に切る。

2 ボウルにAを入れてよく混ぜ、金針菜、ほうれん草、クコの実を加えて和える。

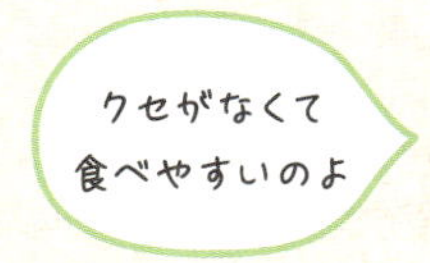

POINT

オレンジ色の乾燥金針菜は、つぼみのまま乾燥させたものです。つぼみを一度蒸している茶褐色のものなら、戻し時間は20分ほどです。

RECIPE_24

ウーロン茶と組み合わせればさっぱり感がアップ

菊花ウーロン茶

こんな人に	気滞・熱

ストレスや高血圧からくる頭痛に効果があります。

材料（2人分）

菊花（乾燥）……5～6個
ウーロン茶（茶葉）……2g
熱湯……300mℓ

作り方

1 カップに菊花とウーロン茶を入れ、熱湯を注ぎ、3分蒸らす。

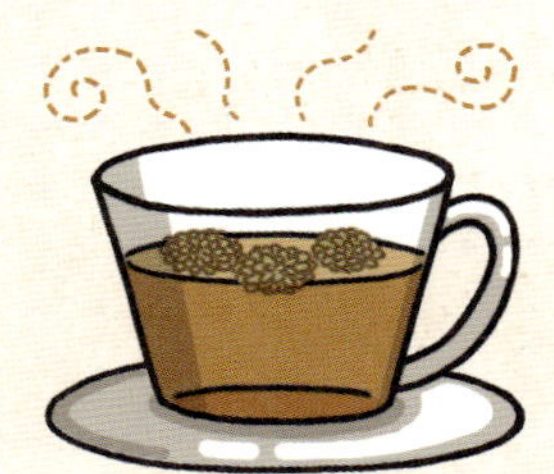

POINT

ウーロン茶を緑茶や桑の葉茶に変えても、しっかり効果が得られます。

プレ更年期に
よくある不調

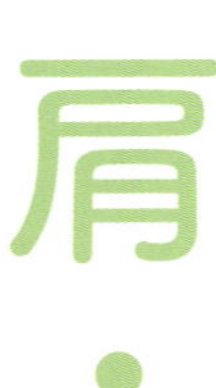

13

肩・腰のこり

おもな症状

- 肩の筋肉が硬く、張っている
- 腰が痛み、しびれる
- 頭痛もする

薬膳アドバイス

「腎」の働きをよくして肩こり、腰痛を解消

肩こりは、冷えやストレスで**内臓の機能が低下して血流が滞り、栄養が行きわたらなくなることが原因**です。最近は、スマホの見すぎから眼精疲労になり、肝に蓄えている血液が消耗して筋肉や経絡に栄養を届けることができず、肩こりになるケースも多く見られます。漢方で腰は「腎の府」といわれ、腎の気が集まる場所とされています。腎は成長、発育、老化、生殖をつかさどるところで、**腰が冷える、だるいなどの症状がでたら腎の働きが低下している可能性**があります。

これはアウト！

スマホの見すぎはNO！気・血が滞りこりを悪化させます

長時間寒い場所にいたり、濡れたままでいたり、汗をかいた後に風に当たったりしないこと。寒湿の邪気が局部の経絡を阻害して気・血の巡りが悪くなり、こりや痛みが生じやすくなります。また、**長時間同じ姿勢でいたり、生もの、甘いものの摂りすぎ**も血流を悪化させるので控えましょう。

そんなあなたの
おすすめ食材は

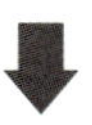

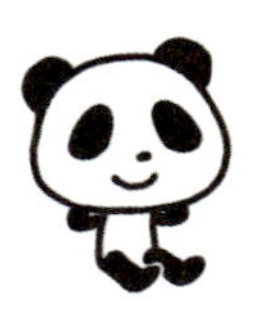

気・血を補ったり
巡りをよくする食材

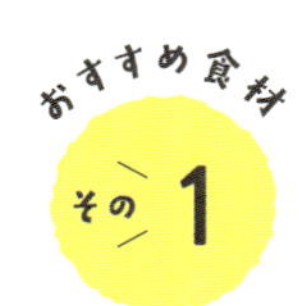

葛根（葛粉）

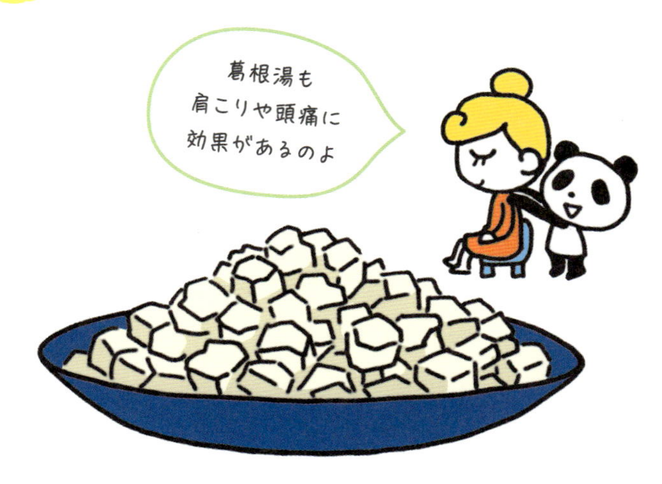

カゼの漢方薬としても有名 筋のこわばりを緩めて肩こりも改善

本葛粉（葛粉100％）がおすすめです。**後背部のこわばりを緩和する作用があるので、肩や首のこりに効果があります**。また、体の熱を取り、必要な水分を補うので、口や喉の渇きにもおすすめです。炎症性や、消化機能の低下から起こる下痢の緩和にも効果があります。

こんな人に：気滞・瘀血・陰虚・熱　**五性：**涼性　**五味：**甘辛味

おもな効能
- 肩や首のこりを改善する
- 口の渇きを癒す
- 解熱作用　● 下痢を止める

食べ方
- **［発汗作用に］** ➡ 葛粉に生姜やシナモンをプラスしてお茶に。
- **［カゼによる喉の痛みに］**
  ➡ 葛粉にミントや菊花をプラスしてデザートやお粥にする。
- **［下痢止めに］** ➡ 葛粉に蓮の実をプラスしてデザートにする。

おすすめ食材 その2 にら

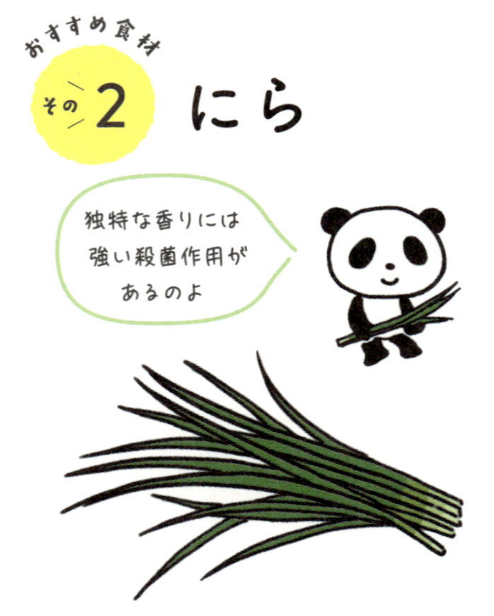

体を温め、気血の巡りをよくする働きがあるので、冷えによる肩こり、生理痛や血栓予防に効果があります。精力をつけてエネルギーを高めることから、別名「起陽草（きようそう）」ともいいます。

こんな人に：気虚・血虚・瘀血・寒
五性：温性　**五味：**辛味

おもな効能

- 血行を促進する
- 体を温める
- 腎の働きを補う
- 滋養強壮

おすすめ食材 その3 クコの実

体の機能を強化して、足腰のだるさや痛み、疲れ目による肩こり、めまい、ふらつき、耳鳴りなどに効果があります。胃腸の弱い人は下痢をしやすくなるので、多食は控えましょう。

こんな人に：気虚・血虚・陰虚
五性：平性　**五味：**甘味

おもな効能

- 肝や腎を補う
- 血を補う
- 目の疲れを改善する
- 乾燥による咳を止める

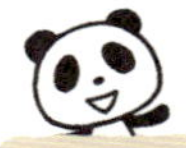

その他のおすすめ食材

調味料・スパイス	酒粕、オイスターソース、サフラン、紅花、酢、シナモン
肉・魚	牛肉、鶏肉、レバー、マグロ、カツオ、サバ、イワシ、アサリ、ひじき
野菜	ほうれん草、パセリ、玉ねぎ、黒ごま、黒豆、黒きくらげ、金針菜
飲みもの	甘酒、紅茶

RECIPE_25

さわやかな香りでリラックス

葛湯ミントティー

こんな人に　気滞・瘀血　陰虚・熱

薬効を最大限に得るために、葛粉100％のものを使いましょう。

材料（2人分）

- 熱湯 …… 300mℓ
- ペパーミント …… 5g
- 葛粉 …… 20g
- 砂糖 …… 大さじ1〜2

作り方

1. ティーポットに熱湯とペパーミントを入れ、3分蒸らす。
2. 鍋に葛粉と砂糖を入れ、濾した1を少しずつ加えて加熱し、とろみがつくまで混ぜる。

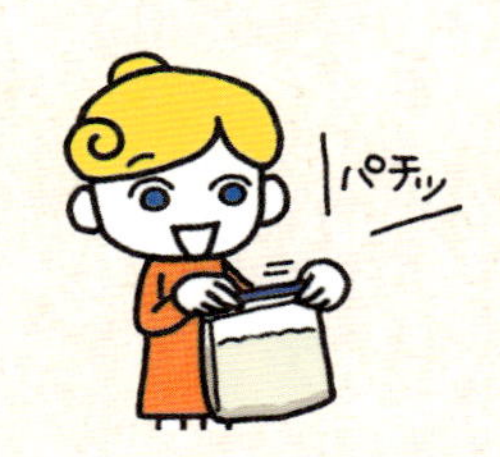

POINT

葛粉は湿気に弱い食材です。開封したらしっかり封を閉じて、涼しい場所で保存しましょう。

RECIPE_26

巡りをよくする効果はバツグン

にらとにんにくのチヂミ

こんな人に　気虚・瘀血　気滞・寒

小麦粉に上新粉や片栗粉を混ぜるとモチモチに！

材料（2人分）

- にら …… 1/2束
- にんにく …… 3片
- 小麦粉 …… 50g
- 上新粉 …… 20g
- 鶏卵 …… 1個
- 水 …… 100mℓ
- ごま油 …… 適量
- A｜ポン酢・豆板醤 …… 各適量

作り方

1. にらは4.5cm幅に切り、にんにくは薄切りにする。
2. ボウルに1と小麦粉、上新粉、卵、水を入れて混ぜる。
3. フライパンにごま油を熱し、2を焼く。
4. 片面が焼けたらひっくり返してごま油をたし、ヘラで押し付けながらじっくり焼く。Aを合わせてタレを作る。

上新粉がなければ片栗粉でもOKよ

関節の痛み・しびれ

おもな症状

- 朝起きたときや動き始めにひざがこわばる
- 手首をひねる動作がつらい
- 湿度が高いときや冬に特に痛みが出る

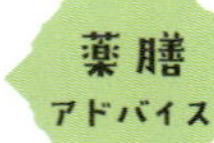

水分代謝が悪くなり 気・血が滞っている状態

過労や睡眠不足など**気が不足した状態で、寒さや湿気などの邪気を受けると、皮膚や手足の気・血の流れが阻害されて、痛みやしびれが起こります**。また筋や骨、関節は肝や腎との関連が深く、肝や腎の機能が損なわれることで気・血が消耗して、痛みやしびれが慢性化しやすくなります。気温、気圧、湿度の変化にも影響を受けやすいので、気・血の流れをよくして、水分代謝を整え、肝や腎の働きを補う食材で改善しましょう。

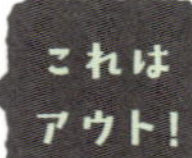

体の冷え、過労、暴飲暴食は 痛みやしびれの原因に

体を冷やす、疲れをためる、睡眠不足が続くと気・血の運行が妨げられて血流障害が起き、痛みやしびれが生じます。また、暴飲暴食、冷たいものやアルコールの摂りすぎもよくありません。体内に余分な水分がたまり、気・血が滞って痛みやしびれの原因になります。

そんなあなたの
おすすめ食材は

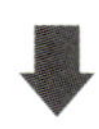

**体を温めたり
気・血の巡りをよくする食材**

はと麦

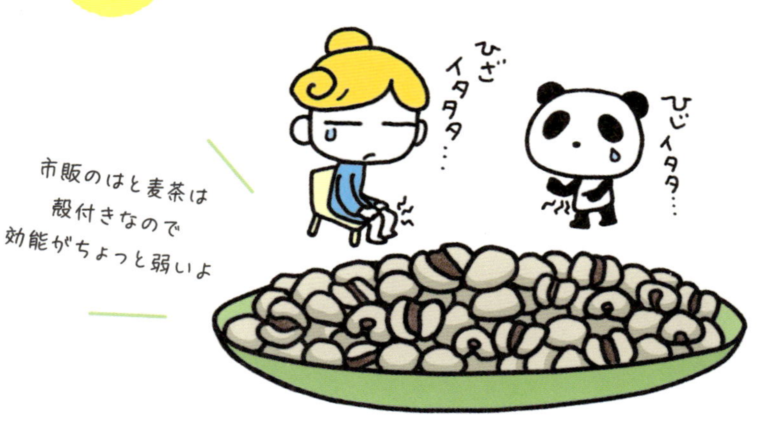

体内の水分を調整して関節の痛みやむくみを改善

余分な水分を取り除いて体内にこもった熱を冷まし、膿をだす作用があるので、関節の痛みやむくみにおすすめです。よく洗い、10分ほど水に浸してから、30分〜1時間ほど煮込むとやわらかくなります。煮汁には薬効があるので、汁ごと使用すると効果的。スープ、サラダ、ごはんのほか、鶏団子やミートボールに混ぜるのもおすすめです。

こんな人に：水毒・熱　**五性：**涼性　**五味：**甘味

おもな効能

- 水分代謝を促す
- 熱を冷ます
- 老廃物や毒を排出する
- 利尿作用
- むくみの解消
- いぼや吹出物の抑制

食べ方

- **[消化力アップ・下痢予防に]**
  ➡ はと麦に長いもをプラスしてお粥にする。
- **[利尿作用・むくみ改善]**
  ➡ はと麦にうり系や豆類をプラスしてサラダにする。
- **[冷えがある場合の関節痛に]**
  ➡ はと麦にシナモンをプラスしてお茶にする。

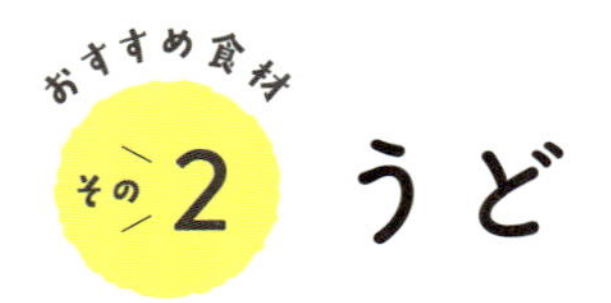

うど

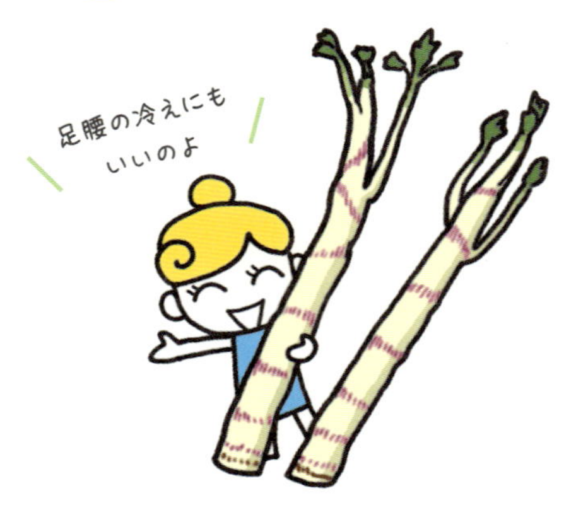

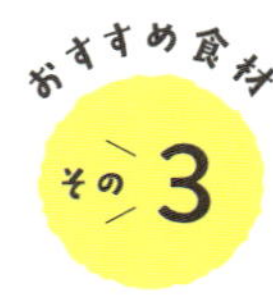

体内の余分な水分を排出し、痛みを止める作用があるので、**水分代謝の異常による足腰の痛みや頭痛に効果**があります。生薬名は「独活（どっかつ）」で、しびれや痛みによい漢方薬です。

こんな人に：瘀血・水毒・寒
五性：温性　**五味：**辛苦味

おもな効能
- 体内の水分を排出する
- 痛みをやわらげる
- 体を温める
- 解毒作用

おすすめ食材
その3

シナモン（桂皮）

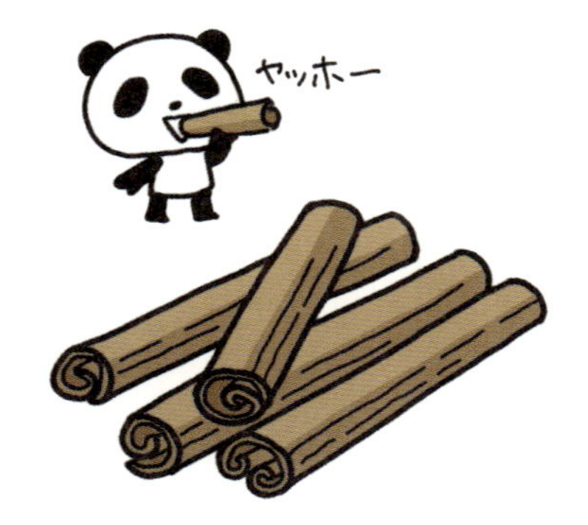

痛みを止めたり皮膚の炎症をしずめる働きがあり、**冷えによる腰痛や胃痛におすすめ**です。体を温めて血行を促進するので、足腰やひざのだるさ、生理痛にも効果があります。

こんな人に：瘀血・寒
五性：熱性　**五味：**辛甘味

おもな効能
- 体を温める
- 痛みをやわらげる
- 貧血の予防
- 血行を促進する

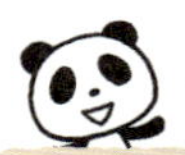

その他のおすすめ食材

調味料・スパイス	生姜パウダー、ウイキョウ、花椒、酒かす、サフラン、酢、八角、唐辛子
肉・魚	羊肉、鹿肉、牛肉、タイ、スズキ、マグロ、ハマグリ、アサリ、海藻類
野菜	豆類、ふき、香菜、しそ、生姜、ねぎ、わさび、冬瓜、黒砂糖
飲みもの	酒、紅茶、赤ワイン、甘酒

RECIPE_27

冬瓜のやさしい甘みで温まる

はと麦と冬瓜のお粥

こんな人に　水毒・熱

花が開くように米粒が開くまでじっくり煮込むとよりおいしくなります。

材料（2人分）

- はと麦 …… 40g
- 冬瓜 …… 50g
- 米（洗っておく） …… 30g
- 生姜（スライス） …… 2枚
- 鶏がらスープの素 …… 小さじ2
- 水 …… 800ml
- 塩 …… 少々
- あさつき …… 少々

作り方

1. はと麦はよく洗い、水（分量外）に入れて30分ふやかす。冬瓜は皮とわたを取り、ひとくち大に切る。
2. 1を鍋に入れ、米、生姜、鶏がらスープの素、水を入れて弱火で40分〜1時間煮込む。
3. 塩で味を調え、あさつきを散らす。

POINT

生姜は皮に薬効があるので、タワシなどで汚れを落としてから、皮付きのままスライスしましょう。冬瓜の濃い緑の皮はピーラーでむき、淡い緑の部分を残しておくと崩れにくくなります。

RECIPE_28

甘い香りで癒される

シナモン紅茶

こんな人に　気滞・瘀血・寒

シナモンスティックがなければ、シナモンパウダーでもOK。

材料（2人分）

- シナモンスティック …… 1/2本
- お好みの紅茶ティーバッグ …… 1袋
- 熱湯 …… 300ml

作り方

1. シナモンスティックは手で細かくし、紅茶のティーバッグと一緒にティーポットに入れ、熱湯を注ぐ。
2. 紅茶のパッケージの表示通りに蒸らした後、濾しながらカップに注ぐ。

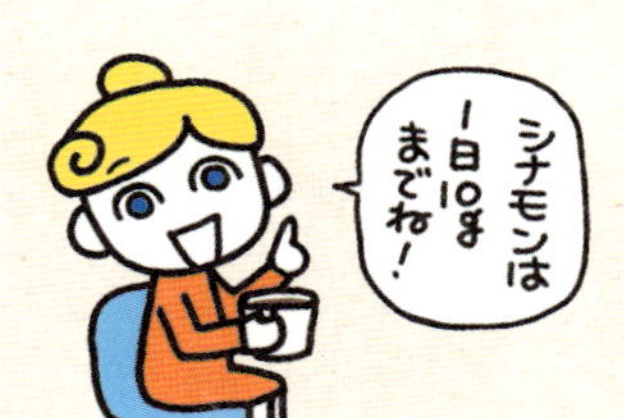

POINT

冷えが気になる人は、黒砂糖を大さじ1程度加えると、温める効果がさらに高まります。

15

疲れ・だるさ

おもな症状

- 疲れが抜けず、体が重い
- 何となくやる気がしない
- 朝起きるのがしんどい

薬膳アドバイス

消化機能が低下すると気のエネルギーが不足します

疲れ・だるさのいちばんの要因は、体を動かすエネルギーを生みだす「気」の不足です。気は飲食で得たエネルギーから作られるので、消化機能が衰えると気・血が不足し、水分代謝にも影響を与え、むくみや重だるさを感じやすくなります。消化のよいものを食べて消化機能を高め、余分な水分を排出しましょう。また、不眠や食欲不振、動悸などを伴う精神的な疲労感の場合は「心」の機能を高めて、心に送る血液を補い、滋養することが大切です。

これはアウト！

睡眠不足、過労、飲食の不摂生でますます疲れを感じます

睡眠不足や過労、無理なダイエット、飲食の不摂生、冷たいものや生ものの食べすぎなどは気を消耗し、ますます疲れやだるさをひどくします。また、適度に体を動かすことはよいことですが、無酸素運動や激しいスポーツは、気を消耗するので控えましょう。

そんなあなたのおすすめ食材は

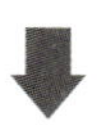

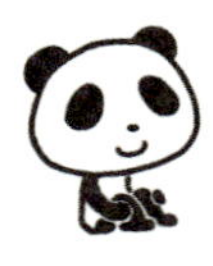

消化機能を高めて気を生みだす食材

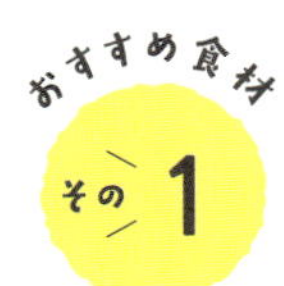

朝鮮人参

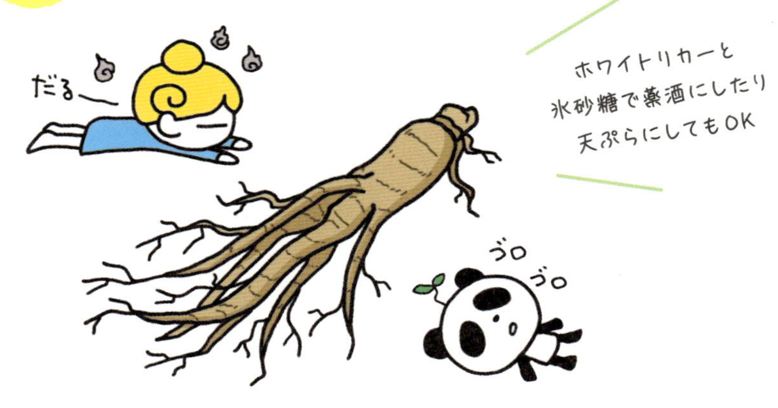

疲労回復、滋養強壮に効く漢方界のスーパーフード

消耗している気を補って消化機能を高めるので、疲れやだるさ、食欲不振、下痢などに効果があります。気・血不足による精神不安の改善にも役立ち、不眠や不安感にもおすすめです。ただし、大根や緑茶と一緒に摂ると、効果が薄れてしまうので注意してください。肺の機能を補う働きがあり、呼吸困難や咳止めにも用いられます。

こんな人に：気虚・血虚・寒　｜　**五性：**温性　**五味：**甘苦味

おもな効能

- 消化機能を高める
- 気を補う
- 精神不安を改善する
- 疲労回復

食べ方

- **[から咳、息切れ、自汗作用の改善]**
  ➡ 朝鮮人参に五味子とクルミをプラスして鍋にする。
- **[滋養強壮・体をうるおす作用アップに]**
  ➡ 朝鮮人参に長いもをプラスしてスープにする。
- **[精神安定、不眠、不安感の改善]**
  ➡ 朝鮮人参に竜眼肉やナツメをプラスしてスープにする。

おすすめ食材 その2 ナツメ

だるー
胃腸虚弱、食欲不振、
下痢にもおすすめ

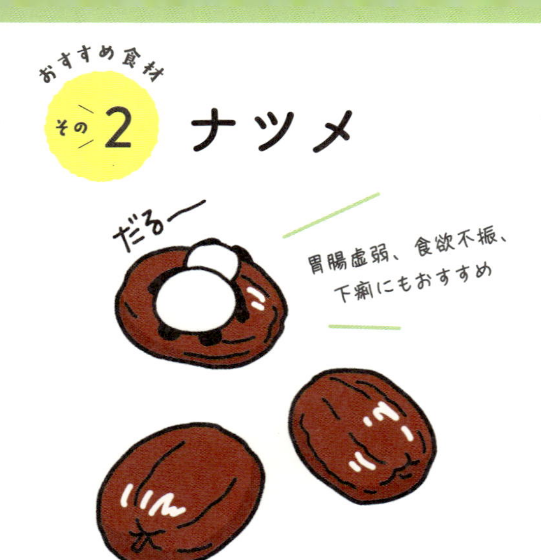

造血作用を高め精神を安定させる作用があるので、貧血、不眠、不安感などに効果があります。毒性や強い薬性を緩和して胃腸を保護する働きがあるので、漢方薬によく配合されています。

こんな人に：気虚・血虚・寒
五性：温性　**五味**：甘味

おもな効能
- 胃腸の働きを整える
- 精神を安定させる
- 貧血を予防する
- 気を補う

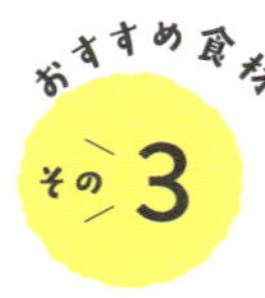

おすすめ食材 その3 鶏肉

コケ　コケ

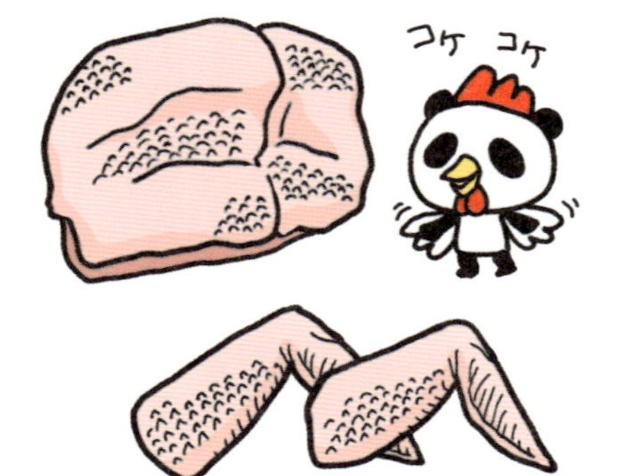

お腹を温め、気力や体力をつける効果があります。ささみは高タンパク低カロリーで消化もよく、産後の体力低下、消化機能の低下による下痢、おりものの改善にも効果があります。

こんな人に：気虚・血虚・寒
五性：温性　**五味**：甘味

おもな効能
- 体を温める
- 気を補う
- 胃の働きを整える
- 食欲不振を改善する

その他のおすすめ食材

調味料・スパイス	酒粕、オイスターソース
肉・魚	牛肉、鶏肉、豚肉、鶏卵、うずらの卵、イワシ、マグロ、カツオ、うなぎ
野菜	穀物類、いも類、豆類、しいたけ、アボカド、キャベツ、ライチ、龍眼肉
飲みもの	甘酒

RECIPE_29

薬用人参の香りがほんのり
朝鮮人参酒

こんな人に　気虚・血虚・寒

日本では「おたね人参」ともいい、韓国産のものを朝鮮人参や高麗人参といいます。

材料（作りやすい分量）

朝鮮人参（スライス）……… 30g
ホワイトリカー……………… 500mℓ
氷砂糖…………………… 50〜80g

作り方

1 清潔な密閉できる広口のビンに、すべての材料を入れてふたをする。
2 冷暗所に置き、ときどきビンをゆする。2週間を過ぎれば飲むことができる。

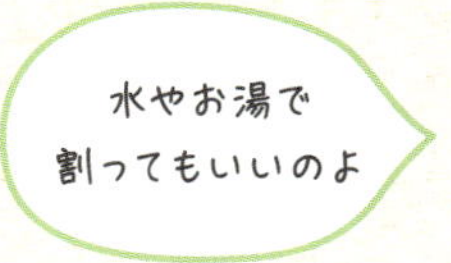

POINT
ひげ根の部分は比較的安価で販売されていますが、効能は劣ります。まいにち30〜50mℓを目安に飲みましょう。

RECIPE_30

身近な食材で作る本格薬膳料理
簡単サムゲタン

こんな人に　気虚・血虚・寒

鶏肉がほろほろ！　体にやさしい味でやみつきに！

材料（2人分）

鶏肉（手羽中）……………… 8本
もち米…………………………… 40g
長ねぎ…………………………… 1本
にんにく………………………… 2片
生姜……………………………… 1片
クコの実……………………… 大さじ1
ナツメ…………………………… 4個
水……………………………… 800mℓ
塩・黒こしょう…………… 各適量

作り方

1 鶏肉ともち米は洗っておく。長ねぎの白い部分は4cm幅に切り、青い部分はみじん切りにする。にんにくは4等分に切る。生姜はスライスする。
2 鍋に1のねぎの青い部分以外のすべての食材と、クコの実、ナツメ、水を入れ、沸騰したらアクを取り、40分〜1時間ほど煮込む。
3 塩・黒こしょうで味を調え、長ねぎの青い部分を散らす。

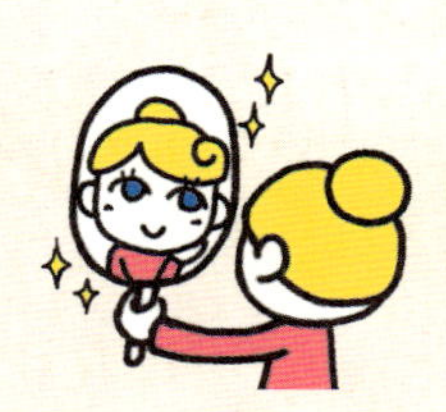

POINT
鶏の手羽先には美肌効果のコラーゲンがたっぷり含まれています。

16

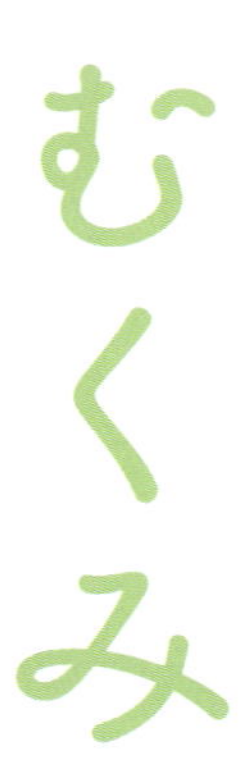

おもな症状

- まぶたが腫れぼったくなる
- 夕方になると足がむくみ靴がきつくなる
- 体全体がだるい

薬膳アドバイス

日本人に多い水分代謝のトラブル

日本の高温多湿な気候と生魚や生野菜、冷たいものを食べる習慣が、体内に余分な水分をためやすく、水分代謝で起こるトラブルを多くさせています。むくみもそのひとつで、**食事の不摂生が原因で水分代謝が異常になり、関連する肺・脾・腎が弱まることで起こります**。また、気の不足（気虚）と血行不良（瘀血）も原因になります。急性の場合は発汗や利尿作用を、慢性の場合は消化吸収機能をアップさせて腎の働きを高め、むくみを改善させましょう。

これはアウト！

冷たいものや水の摂りすぎはむくみの原因に

冷たいものや生もの、甘いものの食べすぎは消化機能を妨げ、むくみの原因になります。塩辛いものや水の飲みすぎも体内の水分量が増える原因になります。また、**運動不足、立ち仕事、長時間同じ姿勢なども血液循環を悪くさせる**ので、意識して体を動かすようにしましょう。

そんなあなたのおすすめ食材は

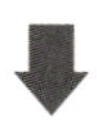

肺・脾・腎の働きを強化して利尿作用を高める食材

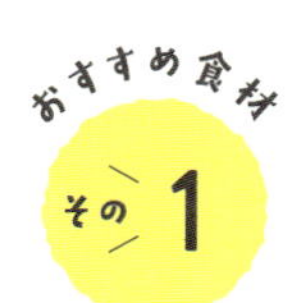

とうもろこし

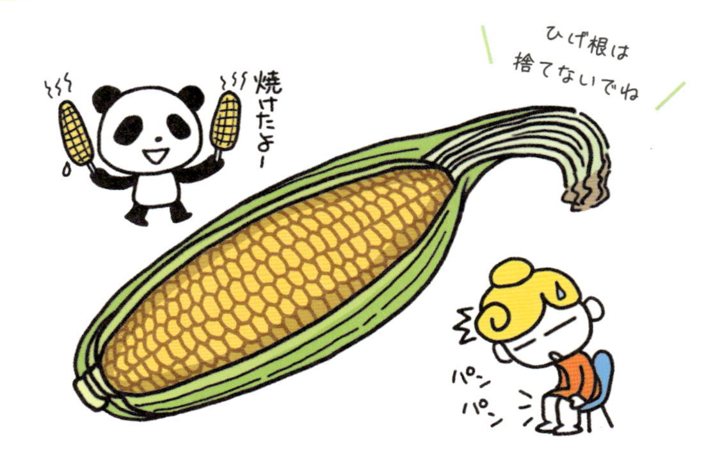

すぐれた利尿作用でむくみを改善 ひげ根も有効活用しましょう

利尿作用があり、むくみに効果があります。消化機能を整えて胃の不調を改善し、コレステロールや血圧、血糖を下げる作用もあります。なお、とうもろこしのひげ根は、降脂、降圧、降血糖にすぐれた生薬です。ひげ根付きで購入したら茶色い部分を取り除き、細かく刻んでスープや炊き込みごはんに入れたり、乾燥させてお茶にすると有効活用できます。

こんな人に：気虚・水毒　｜　**五性：**平性　**五味：**甘味

おもな効能

- 利尿作用
- 消化吸収機能を整える
- 胃腸の働きをよくする
- 血圧を下げる
- 余分な水分を排出する

食べ方

- **［利尿作用に］** ➡ とうもろこしに黒豆をプラスしてお粥にする。
- **［お腹のはり、消化促進に］** ➡ とうもろこしに陳皮や生姜をプラスしてお茶や粥にする。
- **［胃腸の改善］** ➡ とうもろこしに長いもをプラスして天ぷらに。

おすすめ食材

その2 冬瓜

皮ごと
きんぴらにしても
おいしいのよ

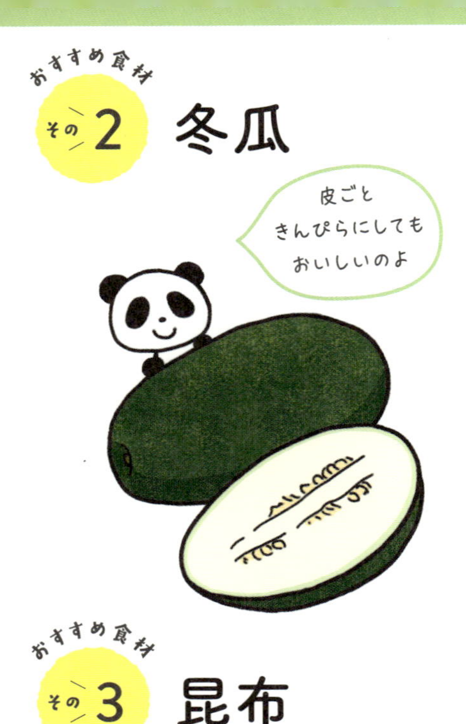

体の熱を冷まし水分を排出するので、尿の出が悪いタイプにおすすめです。冬瓜の皮は利尿作用が高い生薬ですが、体を冷やす作用があるので、冷え症や下痢ぎみの場合は控えましょう。

こんな人に：水毒・熱
五性：涼性　**五味：**甘味

おもな効能

- 利尿作用
- 体の熱を冷ます
- 余分な水分を排出する
- 解毒作用

おすすめ食材

その3 昆布

ワカメにも
同じような作用が！
ポリ
ポリ

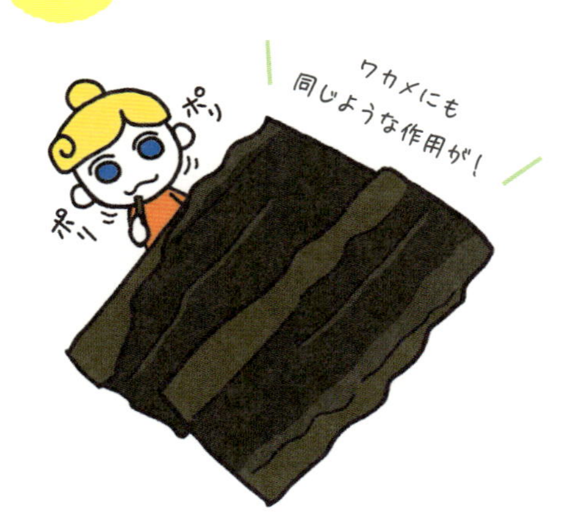

体にこもった**熱を冷まし、余分な水分を尿にして排出する作用**があります。体を冷やすので、胃腸が冷えていたり、下痢ぎみのときは食べる量に気をつけましょう。

こんな人に：水毒・熱
五性：寒性　**五味：**鹹味

おもな効能

- 水分代謝を高める
- 余分な水分を排出する
- 血圧を下げる

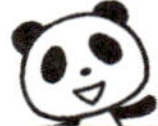

その他のおすすめ食材

調味料・スパイス	山椒、花椒、ウイキョウ、唐辛子、わさび、陳皮
肉・魚	鴨肉、タイ、スズキ、ハモ、アサリ、ハマグリ、海藻類
野菜	アスパラガス、きゅうり、香菜、豆類、スイカ、ハイビスカス、金針菜
飲みもの	ウーロン茶、紅茶

RECIPE_31

まるごと使えばむくみをさらに改善

冬瓜ととうもろこしの煮物

こんな人に	気虚・水毒・熱

生のとうもろこしがなければ、ホールコーンの缶詰でも代用できます。

材料（2人分）

冬瓜 …………………… 200g（正味）
とうもろこし ………………… 1/2本
鶏肉（手羽中）…………………… 6本
生姜（スライス）………………… 2枚
だし汁 ……………………………… 500mℓ
塩 ………………………… 小さじ1/2位

作り方

1 冬瓜は皮とわたを取り、1.5cm幅のいちょう切りにする。とうもろこしは3cm幅の輪切りにする。

2 1とすべての材料を鍋に入れて加熱し、沸騰したらあくを取り、弱火で15～20分ほど煮込む。

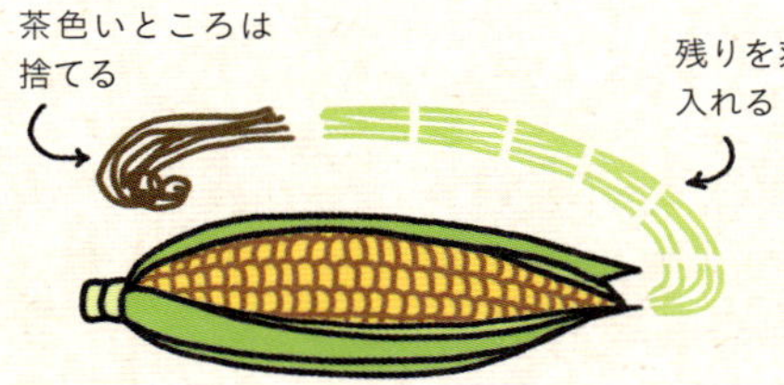

POINT
ひげ根も使えば、むくみを改善する作用がグンと高まります。

RECIPE_32

生姜の効果で体はポカポカ

さつまいもと昆布の生姜煮

こんな人に	気虚・水毒

さつまいもで消化力をアップさせ、昆布の利尿作用でむくみを改善します。

材料（2人分）

さつまいも ………… 1本（200g）
切り昆布 ……………………… 100g
生姜 …………………………… 1片分
A　だし汁 …………………… 200mℓ
　日本酒・しょうゆ・みりん
　………… 各大さじ1と1/2

作り方

1 さつまいもは1cm幅に切り、水（分量外）につけておく。切り昆布は長さを3等分にする。生姜は薄切りにする。

2 鍋に1、Aを入れて加熱し、15～20分ほど煮込む。

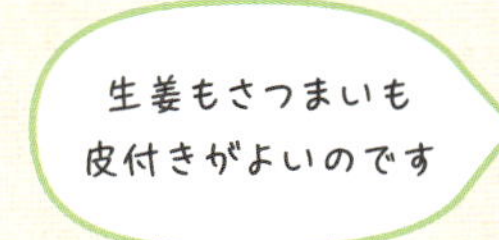

POINT
さつまいものビタミンCは加熱しても損なわれません。より多く摂取するには皮ごと食べるのがおすすめです。

疲れ目・ドライアイ

おもな症状

- 目がかすむ、しょぼしょぼする
- 目が充血する
- 目が乾燥する

薬膳アドバイス

腎は血液を作り 肝は血液を貯蔵する

目の機能は肝と腎が深く関わっているので、疲れ目やドライアイの改善には**肝と腎を補い、目に十分な栄養を補給することが大切**です。肝は血をストックして目に栄養を与える場所です。一方、腎は血を作る場所で、目を滋養する作用があります。そのためストレスによる目の疲労、充血、目のチカチカには肝が、加齢による目の衰え、目のしょぼしょぼ、かすみ目には腎の機能低下が関係しています。

これはアウト！

香辛料やアルコール、刺激物の食べすぎが悪影響！

ストレス、目の使いすぎは肝や腎の機能を低下させ、疲れ目やドライアイの原因になります。また、**香辛料やアルコール、刺激物などの食べすぎ**は、肝にストックされる血を消耗させるので控えましょう。

そんなあなたの
おすすめ食材は

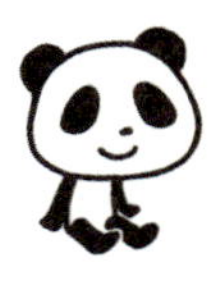

**肝と腎の働きを強化して
目に栄養を与える食材**

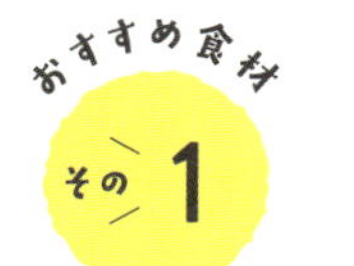

クコの実

食糧品売場では
中華食材コーナーで
売られているのよ

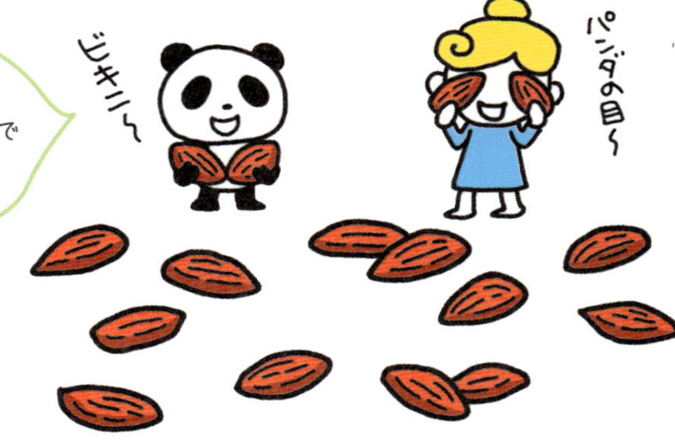

肝や腎の機能を高める 別名「食べる目薬」

肝や腎の機能を高める作用があります。別名「食べる目薬」「老却」ともいい、目の疲れやかすみ目を改善します。肺の機能を高め、粘膜をうるおすので、慢性的な咳や喉の乾燥にも効果があります。プレ更年期症状の手足のほてりの改善にもおすすめです。足腰のだるさや耳鳴りにも効果があり、老化防止に役立つ食材です。

こんな人に：気虚・血虚・陰虚　　**五性：**平性　**五味：**甘味

おもな効能

- 体の熱を冷ます
- 目の疲れやかすみ目の改善
- 口の渇きを癒す
- 肺の機能を高める
- 粘膜をうるおす
- 手足のほてりの改善

食べ方

- **[目の充血、ふらつき、高血圧のめまい改善]**
  ➡ クコの実に菊花をプラスしてお茶にする。
- **[加齢や過労による目の疲れに]**
  ➡ クコの実に長いもをプラスしてスープにする。
- **[慢性の咳の改善]**
  ➡ クコの実に五味子と酢をプラスして薬膳酢にする。

おすすめ食材 その2

菊花

食用菊とは
ちょっと種類が
違うのよ

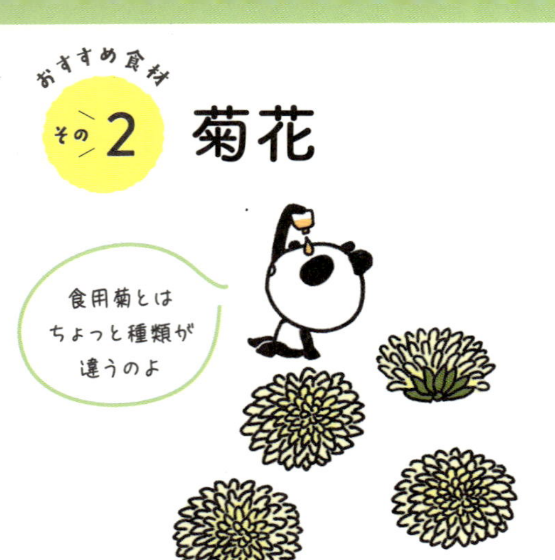

熱を冷まして肝の働きを正常にする作用があるので、目の機能を高め、**目の充血やチカチカ**に効果があります。菊花をお湯に注いで蒸らして飲みます。

こんな人に：気滞・熱
五性：涼性　**五味：**甘苦味

おもな効能
- 熱を冷ます
- 肝の働きを正常化する
- 目の機能を高める
- 熱っぽいカゼの改善

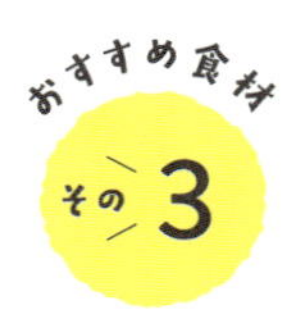

おすすめ食材 その3

レバー（鶏や豚など）

鉄分と
ビタミンがたっぷりで
高タンパク低脂肪なのも
嬉しいわ〜
ブヒ

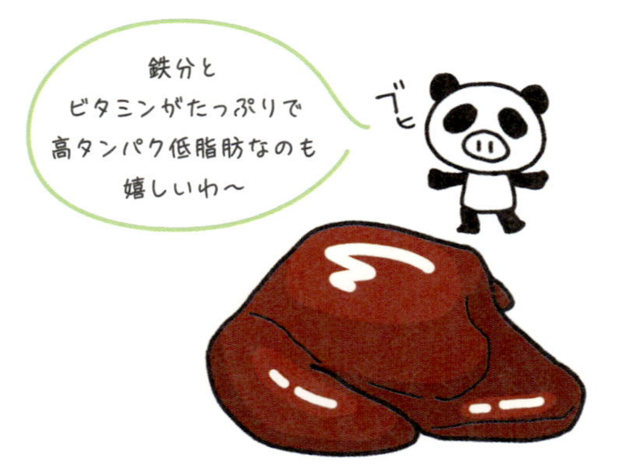

肝や腎の作用を補い、血を補うので、視力の低下や夜盲症によい食材です。くさみが気になる場合は、塩水で血抜きした後、牛乳や赤ワインにひたすとやわらぎます。

こんな人に：気虚・血虚・陰虚
五性：温性　**五味：**甘苦味

おもな効能
- 腎を補う
- 血を補う
- 貧血の予防
- 目の働きを補う

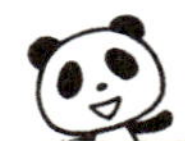

その他のおすすめ食材

調味料・スパイス	オイスターソース、ウイキョウ
肉・魚	レバー、イワシ、あん肝、アワビ、牡蠣、アサリ、シジミ、スッポン
野菜	にんじん、春菊、ブルーベリー、プルーン、黒ごま
飲みもの	桑の葉茶、ハブ茶（決明子）

RECIPE_33

低温加熱でしっとりと仕上がる
レバーのコンフィ

こんな人に　気虚・気滞・血虚
瘀血・陰虚

炊飯器の保温機能で作る、簡単レシピです。

材料（2人分）

鶏レバー……200g
おろしにんにく……1片分
ローズマリー……1本
ローリエ……2枚
黒粒こしょう……20粒くらい
塩……小さじ1/2
オリーブオイル……100㎖

作り方

1 レバーはよく洗い、食べやすい大きさに切り、塩（分量外。小さじ1程度）をまぶす。湯通しして水気を切る。
2 密閉容器に、1とすべての材料を入れる。
3 炊飯器に2がかぶるくらいの湯（分量外）を入れ、4～5時間保温する。

レバーの中が
生っぽいときは
必ず再加熱してね

RECIPE_34

疲れ目を改善する定番のお茶
明目茶（めいもくちゃ）

こんな人に　気滞・血虚・瘀血
陰虚・熱

クコの実と菊花を一緒に摂ると、目の充血に効果があります。

材料（2人分）

クコの実……10個
菊花（乾燥）……6個
熱湯……300㎖

作り方

1 カップにクコの実と菊花を入れ、熱湯を注ぎ、3分蒸らす。

クコの実が
ぷっくりして
食感がアップよ

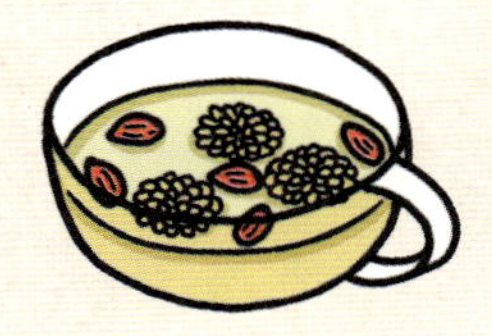

POINT
ミントや桑の葉を加えると、スッキリ作用が高まります。

下痢

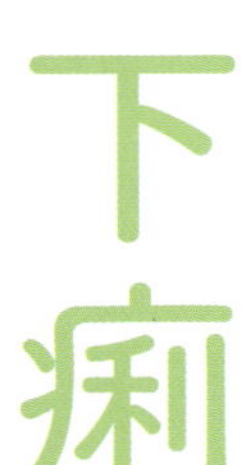

おもな症状

- 冷えるとすぐ下痢をする
- 下痢と便秘を繰り返す
- 5日間以上軟便が続く

薬膳アドバイス 冷えや不摂生、ストレスなどが消化不良の原因に

漢方では、**下痢を急性と慢性に分けて考えます**。急性の場合は、冷えや湿気の邪気が体内に侵入して**胃腸の働きを妨げたり、暴飲暴食により消化吸収機能が弱まることで水分と食物がまざり下痢になります**。慢性の場合は、ストレスや胃腸虚弱、虚弱体質などが原因と考えられます。梅雨から初秋までの高温多湿の時期は特に、湿気による邪気の影響で下痢を起こしやすいので注意しましょう。

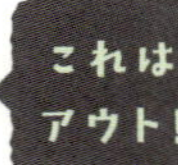

これはアウト！ 暴飲暴食と過度のストレスが消化機能を弱らせます

冷たいものや脂っこいもの、味の濃いもの、甘いもの、生ものなどの食べすぎは消化吸収機能が衰え、下痢の原因になります。そのほか、**過度のストレスも消化機能の働きを鈍らせます**。食べすぎによる下痢の場合は、胃腸を休めるために1食抜いてもよいでしょう。

そんなあなたのおすすめ食材は

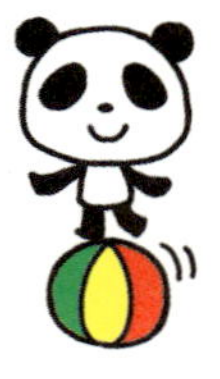

**消化吸収機能を整え
胃腸の働きを高める食材**

おすすめ食材 その1
蓮の実

トン
トン
根茎のれんこんにも
穏やかな下痢止め
作用があるのよ

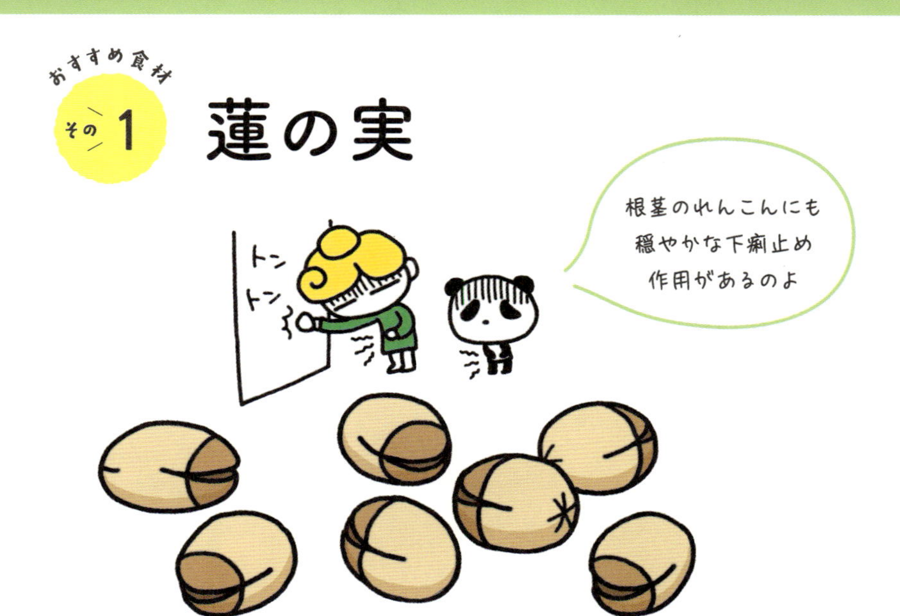

脾臓を元気にすれば下痢も止まります

生薬名は蓮子（れんし）といい、**消化吸収機能を整え、下痢を止める作用があります。慢性の下痢にも効果的**で、精神安定作用もあり、不眠や動悸にも用いられます。乾燥したものは水に30分～1時間浸したのち、1時間ほど茹でるとほくほくしておいしく食べられます。

こんな人に：気虚・血虚　｜　**五性：**平性　**五味：**甘味

おもな効能

- 消化吸収機能を整える
- 精神を安定させる
- 不眠の改善
- 下痢を止める
- 尿もれやおりものを改善させる
- 滋養強壮

食べ方

- **[胃腸の働き・消化吸収のアップ]**
  ➡ 蓮の実に長いもをプラスしてお粥やごはん、スープにする。
- **[下痢止めに]** ➡ 蓮の実に梅をプラスして和え物やごはんに。
- **[精神安定に]**
  ➡ 蓮の実に竜眼肉をプラスして、煮込んでデザートにする。

おすすめ食材 その2

そば

ズルズル
おりものを止めたり
腫れを抑える
効果もあるのよ

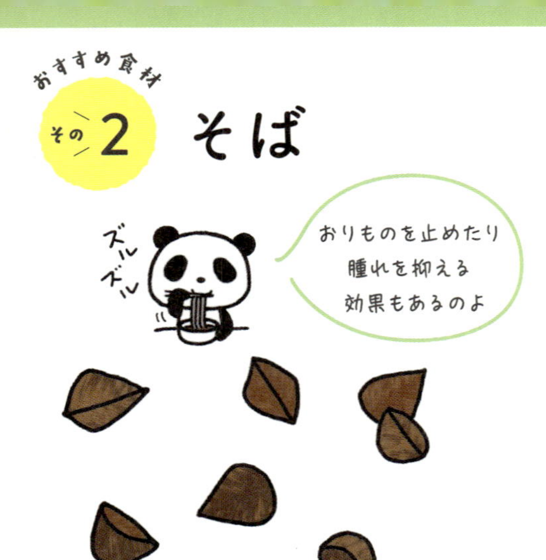

気の流れを整えて消化を促進し、胃もたれや下痢に作用します。体の余分な熱を冷まし、消炎作用もあります。小麦粉が配合されているものは、小麦粉の比率が高いほど薬効が弱くなります。

こんな人に： 気滞・熱
五性： 涼性　**五味：** 甘味

おもな効能

- 消化を促進する
- 気の流れを整える
- 体の熱を冷ます
- 消炎作用

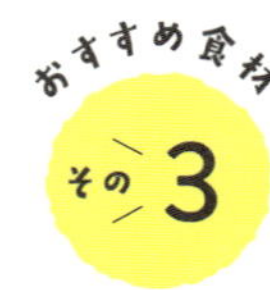

おすすめ食材 その3

梅

すっぱい成分の
クエン酸で
疲労も回復

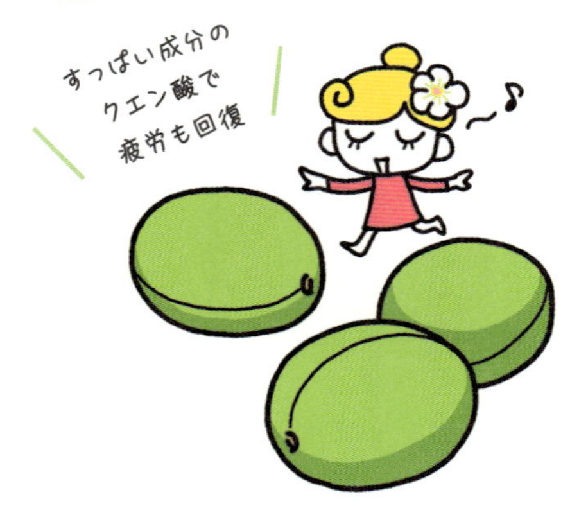

腸の働きを整え、下痢や食欲不振におすすめの食材です。だ液の分泌を促して口の渇きに効果があり、咳やたんをしずめる作用もあります。

こんな人に： 気虚・陰虚
五性： 平性　**五味：** 酸味

おもな効能

- 腸の働きを整える
- 食欲不振の改善
- 口の渇きを癒す
- 下痢を止める

その他のおすすめ食材

調味料・スパイス	梅酢、酢、ウイキョウ、五味子
肉・魚	鶏肉、牛肉、タイ、スズキ、イワシ
野菜	穀物類、いも類、豆類、さやいんげん、にんじん、生姜、栗、りんご
飲みもの	甘酒

RECIPE_35

シンプルな塩味でお腹にもやさしい

蓮の実と長いものお粥

こんな人に	気虚・陰虚

じっくりと煮込むと蓮の実がほくほくになります。

材料（2人分）

- 蓮の実 …… 20個
- 長いも …… 50g
- 米（洗っておく） …… 1/2合
- 水 …… 1ℓ
- 塩 …… 小さじ1/2

作り方

1. 蓮の実は洗い、1時間ほど水（分量外）につけてふやかしておく。長いもは皮をむき、ひとくち大に切る。
2. 鍋に1、米、水を入れて火にかけ、沸騰したら弱火で1時間煮込む。
3. 塩で味を調える。

POINT

材料に鶏がらスープの素を追加したり、仕上げに黒酢をかけるなどして、いろいろな風味を楽しみましょう。

RECIPE_36

梅としそで食欲増進！

梅しそそば

こんな人に	気虚・気滞 陰虚・熱

食欲のない時でも食べやすい、さっぱり味。

材料（2人分）

- 梅干し …… 2個
- そば（乾麺） …… 160g
- めんつゆ・水 …… 各適量
- しそ（千切り） …… 4枚
- かつおぶし …… 適量

作り方

1. 梅干しは種を取り、叩いてなめらかにする。
2. そばは袋の表示通りに茹で、水で洗って水を切り、器に盛る。
3. 鍋にめんつゆ、水を入れて加熱し、2に注ぐ。1としそ、かつおぶしを添える。

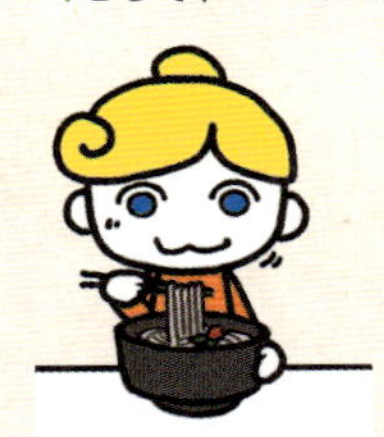

POINT

食べすぎによる下痢の場合は、大根おろしの追加で効果がアップします。

19

胃痛

おもな症状

- いつも食後にむかつきを感じる
- すぐに満腹感で食べられなくなる
- みぞおちに不快を感じやすい

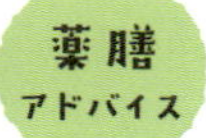

症状と発生原因から改善方法を考えます

胃の痛みは大きく2つに分けられます。急性で強い痛みがあり、食べると痛みが増す場合は、**寒さや食事の不摂生、ストレスなどによる自律神経の乱れが原因**です。慢性で穏やかな痛みで食べると痛みがやわらぐ場合は、虚弱体質、過労、気・血の消耗、薬の副作用などが考えられます。改善方法は、食事の不摂生が原因なら消化の促進、気滞なら気の巡りをよくし、瘀血なら血流の改善、胃の中の水分が足りない場合は水分を補い、寒の場合は体を温めるなどで対処します。

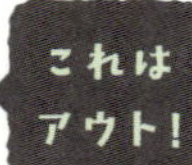

冷たいものや生ものは胃に負担がかかります

脂っこいものや味の濃いもの、消化の悪いものは、どちらのタイプでもNGです。胃に負担がかかるので消化のよいスープやお粥にしたり、食事量を減らしたり、1食抜いてもよいでしょう。お腹をさわって冷たい場合は、体を冷やすものは余計に痛みがひどくなるので控えましょう。

そんなあなたの
おすすめ食材は

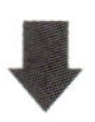

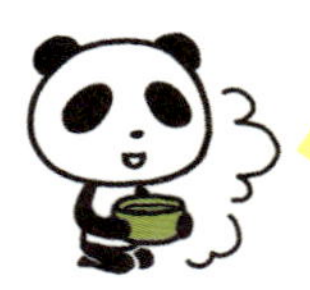

**気の巡りをよくして
消化吸収を促す食材**

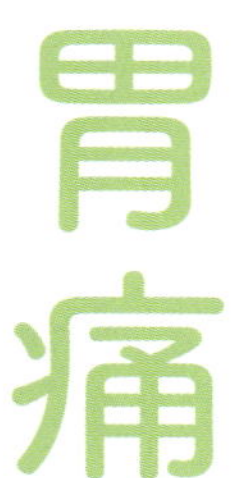

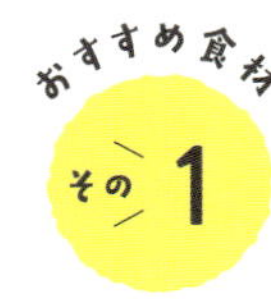

ウイキョウ

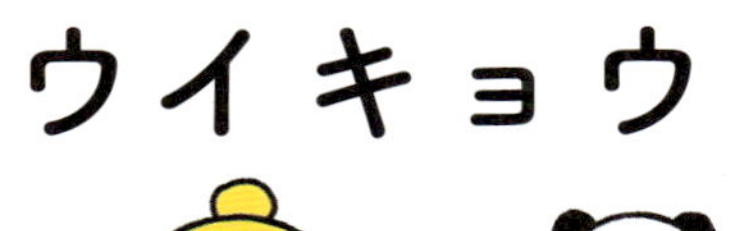

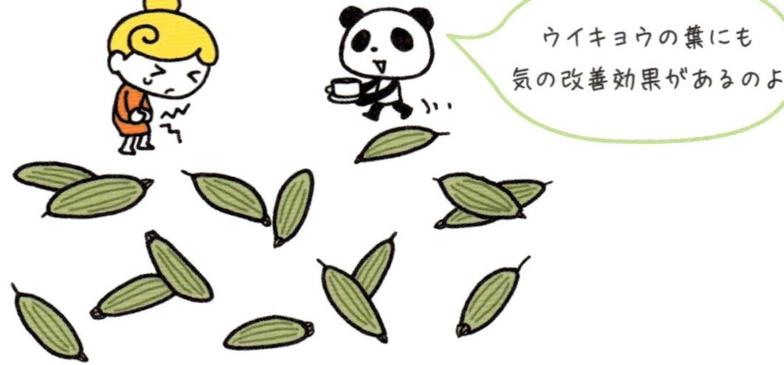

胃腸の働きを整え
食欲を増進させましょう

寒気を取り、お腹が冷えて起こる痛みを止める作用があります。また**気の巡りをよくして胃腸の働きを整える動きもあります。**芳香成分が食欲を増進させ、肉の臭みを消すので、調味料として使用してもよいでしょう。ちなみにお腹が冷えて痛む場合は、乾姜（生姜の根茎を乾燥したもの）、クローブ、八角、山椒、花椒、こしょうなどにも似たような改善作用があります。

こんな人に：気虚・気滞・瘀血・水毒・寒　｜　**五性：**温性　**五味：**辛味

おもな効能

- 寒さを取る　● 気の巡りをよくする
- 胃腸の働きを整える
- 食欲を増進させる

食べ方

- **[お腹の冷えによる痛み、嘔吐、食欲不振に]**
  ➡ ウイキョウに生姜をプラスしてお茶やスープにする。
- **[お腹の冷えによる痛み、手足の冷えに]**
  ➡ ウイキョウにシナモンをプラスしてお茶やホットワインに。
- **[寒さと湿気による腹痛、冷え、下痢の緩和に]**
  ➡ ウイキョウに陳皮と花椒をプラスして水餃子や炒め物のスパイスにする。

おすすめ食材 その2

陳皮（ちんぴ）

無農薬のミカンが
あれば皮を天日に
干してみてね

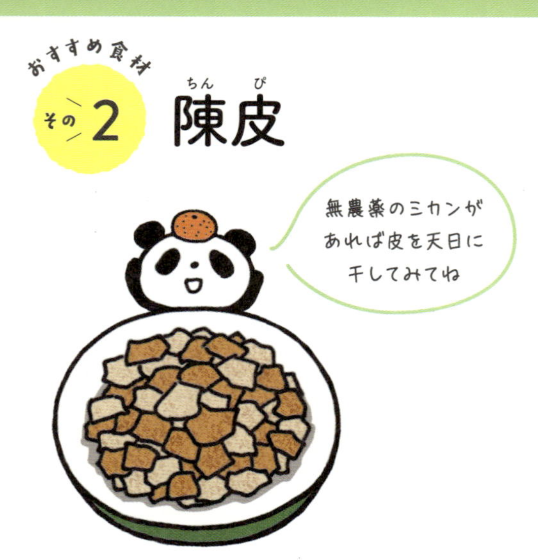

カラカラに干したみかんの皮は**胃腸の機能を整えて気の巡りをよく**します。膨満感や張るようなお腹の痛み、食欲不振におすすめで、古いものほど作用が高いとされています。

こんな人に：気滞・水毒
五性：温性　**五味：**辛苦味

おもな効能
- 気の巡りをよくする
- 胃腸の機能を整える
- 食欲不振の改善
- 膨満感の改善

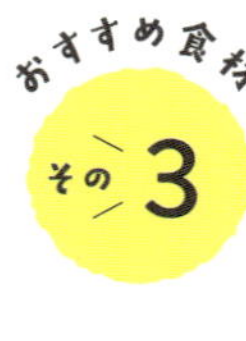

おすすめ食材 その3

大根

体が冷えるタイプには
かぶがおすすめ

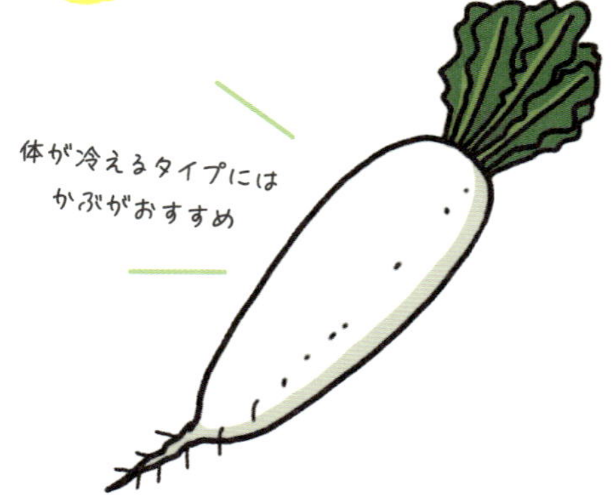

消化を促進して気を整え、**食べすぎによる胃痛やゲップ、お腹の張りに効果**があります。体を冷やす働きもあるので、胃腸が冷えている人や、下痢気味のタイプには不向きな食材です。

こんな人に：気滞・熱
五性：涼性　**五味：**辛甘味

おもな効能
- 消化を促進する
- 気の流れを正常に戻す
- 咳やたんを止める
- 嘔吐を止める

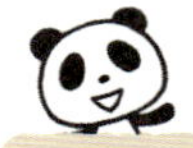

その他のおすすめ食材

調味料・スパイス	クローブ、八角、山椒、花椒、こしょう、酒かす、酢、レモングラス
肉・魚	鶏肉、砂肝、サケ、タイ、マス、ニシン、ハゼ
野菜	しそ、オクラ、かぶ、キャベツ、にんじん、らっきょう、オレンジ
飲みもの	ジャスミンティー、プーアール茶、カモミールティー、ミントティー

RECIPE_37

独特のスパイシーな香りがクセになる

ウイキョウ（フェンネル）と レモングラスのブレンドティー

こんな人に　気滞・瘀血

胃腸の働きを整え、食欲を増進させる効果があります。

材料（2人分）

ウイキョウ（フェンネル）……小さじ1/2
レモングラス……小さじ2
熱湯……300mℓ

作り方

1 ティーポットにフェンネルとレモングラスを入れ、熱湯を注ぐ。
2 4～5分蒸らして、茶漉しで濾してカップに注ぐ。

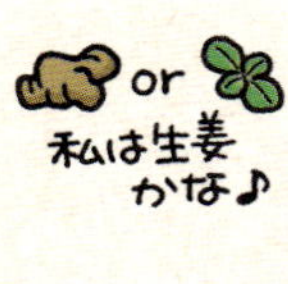

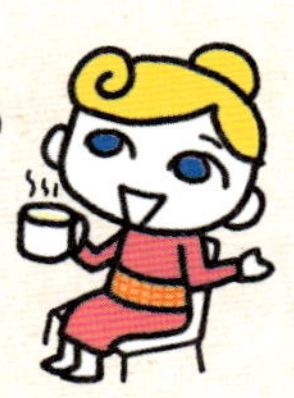

POINT
お腹が冷えているときは生姜を、体に熱がこもっているときはミントをプラスするとよいでしょう。

RECIPE_38

食欲がないときにもおすすめ

大根とにんじんと陳皮のスープ

こんな人に　気滞・熱

陳皮の香りで気分をさわやかに。

材料（2人分）

干し貝柱……2個
大根（乱切り）……200g
にんじん（乱切り）……1/2本
陳皮……3g
生姜（スライス）……1枚
鶏がらスープの素（顆粒）……小さじ2
水（干し貝柱の戻し汁を加えたもの）……500mℓ
塩……適量

作り方

1 干し貝柱は熱湯（分量外）で戻し、1時間ほどふやかす。戻し汁は煮込み用に取っておく。
2 鍋に1と大根、にんじん、陳皮、生姜、鶏がらスープの素、水を加え、具がやわらかくなるまで煮込み、塩で味を調える。

コンソメや
味噌の味付けでも
おいしいのよ

20

おもな症状

- □ まるい小さな斑点が頬や鼻のまわりにできる
- □ 頬骨に沿って左右対称に現れる
- □ 顔以外にも手、背、前腕、上背などにできる

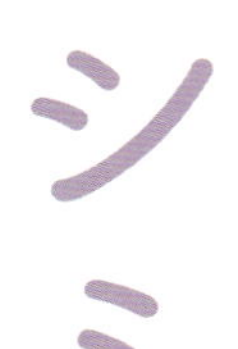

シミ

薬膳アドバイス

ターンオーバーの乱れは血行不良が原因

シミのおもな原因は、加齢や血行不良、紫外線です。シミの発生に関係の深い五臓は、肺、肝、腎です。肺は、皮膚のバリア機能に深く関わっていて、低下するとシミや肌荒れの原因になります。また、血を貯蔵し、自律神経を調節する肝が不調になると、血流障害によってシミができやすくなります。**加齢で機能が低下した腎と、肺、肝に効く食材を、積極的に摂るようにしましょう。**

これはアウト！

偏った食生活やストレスが血流を悪化させてシミの原因に

偏った食生活や喫煙などは、肝の機能を低下させて血の流れを悪くします。体の冷え、シミや肌荒れの原因になるので控えましょう。また、ストレスで肝の機能が低下すると、ホルモンバランスが乱れて「肝斑（かんぱん）」という両頬の左右対称に現れるシミを引き起こします。

そんなあなたのおすすめ食材は

**血行を促進し
瘀血を解消する食材**

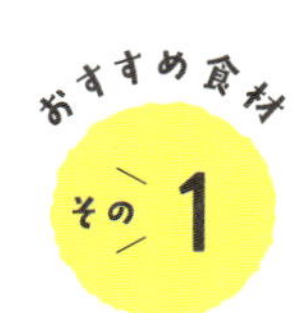

紅花

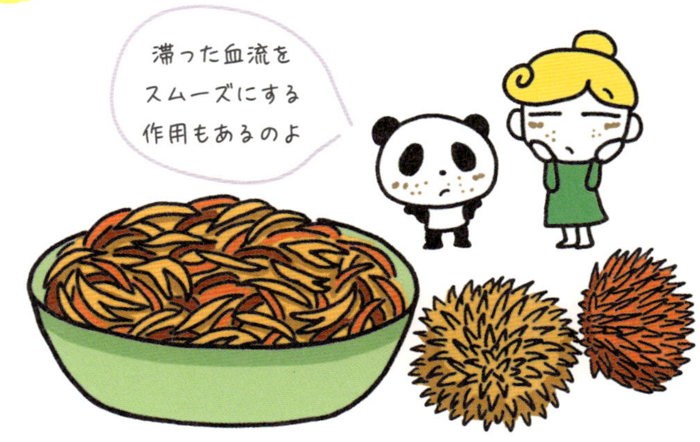

血の巡りをよくして肌の新陳代謝をアップ

血行を促進し、瘀血を解消するので、シミ改善におすすめです。気・血の流れがよくなるので、打撲や関節痛、狭心症、心筋梗塞、生理痛の予防改善に効果があります。ただし、子宮を収縮する働きがあるので、妊娠中は控えましょう。また、出血性疾患のある人や、生理過多の人も、血流が増えすぎるので避けましょう。

こんな人に：気滞・血虚・瘀血・寒　**五性：**温性　**五味：**辛味

おもな効能

- 血行を促進する
- 体を温める
- 生理痛や生理不順の改善
- 血を補う（少量の場合）

食べ方

- **[血行促進に]**
  ➡ 紅花にホワイトリカーと氷砂糖をプラスした紅花酒を、まいにち50mℓ程度飲む。
- **[血行不良による生理痛や生理不順の改善]**
  ➡ 紅花に当帰をプラスして、お茶や薬酒にする。

おすすめ食材 その2

パセリ

飾りじゃないのよ♪
ホッホー

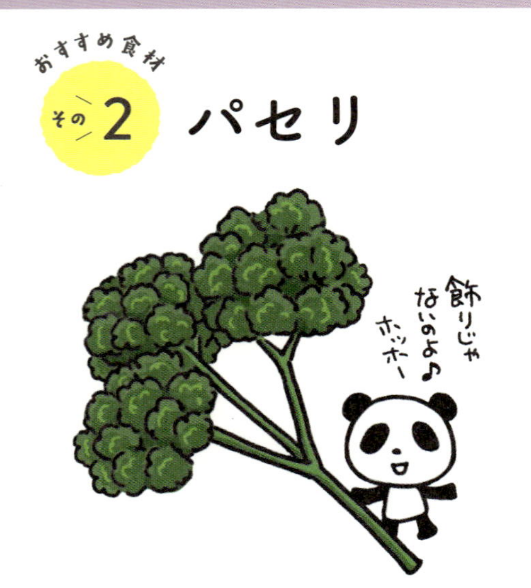

添えものの印象が強いパセリですが、じつはシミの改善におすすめです。**血行を促し、滞った気の流れを調整する作用**があります。消化を促す働きもあるので食欲不振にも効果があります。

こんな人に：気滞・血虚・瘀血・寒

五性：温性　**五味：**辛味

おもな効能

- 血行を促進する
- 血を補う
- 消化不良を改善する
- 体を温める

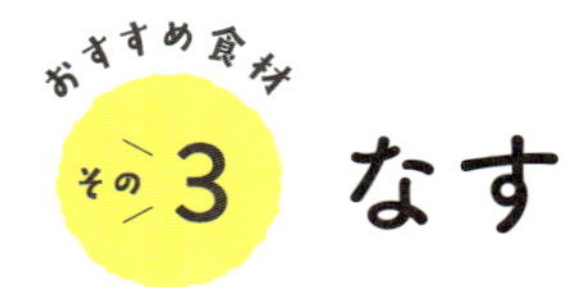

おすすめ食材 その3

なす

体内の余分な湿気を
取り除くから
むくみの改善にも!

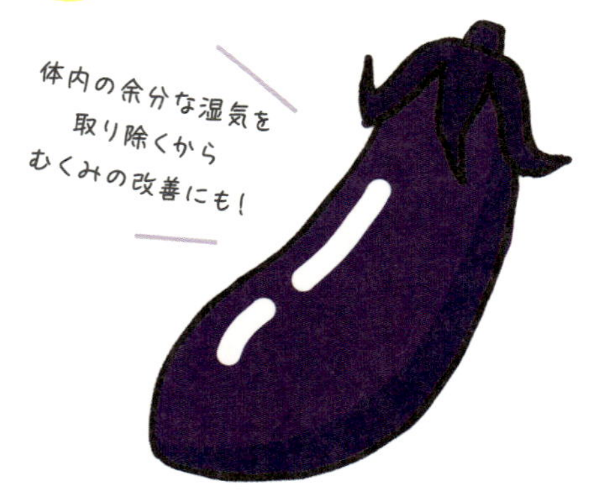

体の熱を冷まし、血流をよくして血管を丈夫にしたり、炎症をしずめる作用があります。体が冷えているときは、温熱性のねぎやしそと一緒に摂るのがおすすめです。

こんな人に：瘀血・水毒・熱

五性：涼性　**五味：**甘味

おもな効能

- 体の熱を冷ます
- 血流をよくする
- 炎症をしずめる
- 利尿作用

その他のおすすめ食材

調味料・スパイス	酢、サフラン、酒粕、フェンネル、ターメリック、ウコン、黒砂糖
肉・魚	イワシ、サバ、うなぎ、サケ、サンマ、ニシン、赤貝
野菜	黒豆、にら、ピーマン、玉ねぎ、ふき、クレソン、みょうが
飲みもの	マイカイカ（中国ローズ）、甘酒、紹興酒、日本酒、ジャスミンティー

RECIPE_39

紅花の効能を手軽に摂取
黒豆納豆の紅花添え

こんな人に	気滞・血虚 瘀血・寒

血行不良が原因で起こる目の下の青くまにも効果があります。

材料（2人分）

黒豆納豆 ………………… 1パック
紅花 ……………………… ひとつまみ

作り方

1 黒豆納豆は、付属のタレとわさび、紅花を加えてよく混ぜる。

2 1を器に盛り、紅花を添える。

紅花の色素は
洋服に付くと
落ちにくいから
注意してね

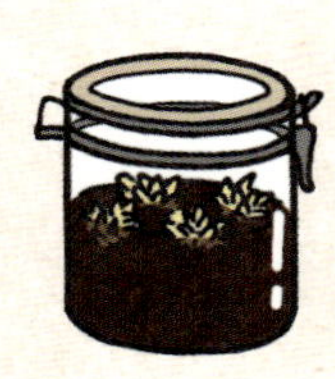

POINT

しょうゆに紅花を入れて作る紅花しょうゆを日常的に使えば、効能をもっと手軽に取り入れることができます。

RECIPE_40

いつものおかずでシミを改善
なすとピーマンの味噌炒め

こんな人に	気滞・瘀血

ごはんがすすむ定番レシピ。なすの血行促進作用でシミを改善します。

材料（2人分）

なす ……………………………… 3個
ピーマン ………………………… 2個
ごま油 …………………………… 適量
だし汁 …………………………… 大さじ4
味噌 ………………… 大さじ1と1/2
酒・みりん ……………… 各大さじ1
七味唐辛子 ……………………… 適宜

作り方

1 なすは縦半分に切り、斜め切りにする。ピーマンは種を取って細切りにする。

2 フライパンにごま油をひいて熱し、1を炒める。

3 2にだし汁と味噌、酒・みりんを入れ、絡めるように炒め合わせる。お好みで七味唐辛子を振る。

POINT

黒酢で炒めてもOKです。その際、オイスターソースを加えると、黒酢のすっぱさを緩和できます。

21

シワ

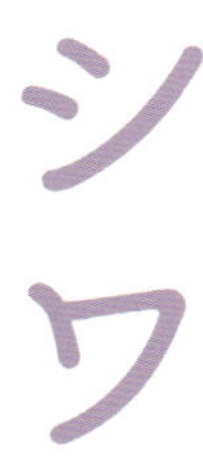

おもな症状
- □ 肌が乾燥する
- □ 肌の張りや弾力がなくなる
- □ かゆみが生じる

薬膳アドバイス

肺と脾の機能が低下すると体の水分不足からシワの原因に

シワのおもな原因は、加齢、乾燥とうるおい不足です。関連のある臓器は肺、脾、腎です。肺は水分代謝に関わり、皮膚のうるおいを調整します。**肺の機能が低下すると、皮膚のうるおいが不足してシワの原因になります**。脾は、肌に栄養を与える気や血を作るもとになり、水分代謝にも影響します。**脾の機能が低下すると、気・血がすみずみまで行きわたらず、肌のハリが失われる原因になります**。さらに加齢により腎が弱るとうるおい不足になり、深いシワができる結果になってしまいます。

これはアウト！

コーヒーの飲みすぎと睡眠不足が皮膚の乾燥を助長させます

辛いものや香辛料、カフェインの摂りすぎは、乾燥を悪化させ、皮膚の水分を奪うので控えましょう。また、睡眠不足にも気をつけて！　**睡眠はいちばんの美容液**ともいわれるように、寝ている間に体に必要な水分が養われます。

そんなあなたの
おすすめ食材は

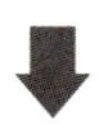

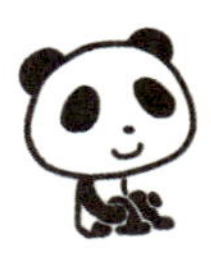

肺・脾・腎を強化して全身に水分を行きわたらせる食材

白きくらげ

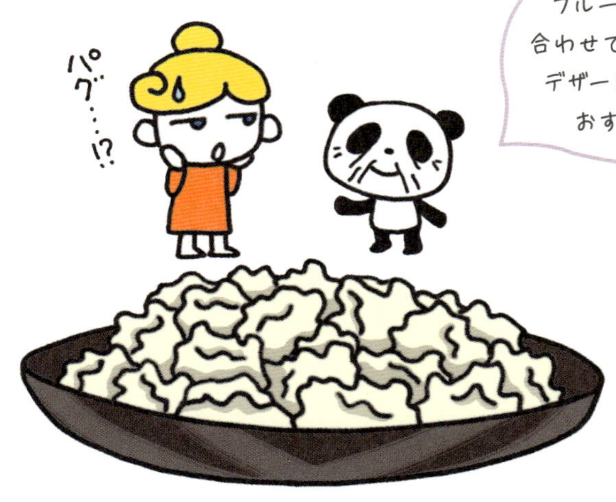

体に必要な水分を補って みずみずしい肌を取り戻しましょう

中国ではむかしから不老長寿によい薬とされ、美肌作りに使われてきました。**体に必要な水分を補い、肺をうるおす作用がある**ので、口の渇きや咳にも効果があります。水で戻してトロトロになるまで1時間ほど煮込むと、より保水作用が高まります。

こんな人に： 気虚・陰虚　｜　**五性：** 平性　**五味：** 甘味

おもな効能

- 美肌・美白効果
- 肺の機能を活性化する
- 腸の機能を整える
- 便秘改善

食べ方

- **[喉をうるおし、咳をしずめる]**
  ➡ 白きくらげと梨を一緒に煮込んで秋の美肌薬膳にする。
- **[肌に栄養を与え、便通をよくする]**
  ➡ 白きくらげに松の実をプラスして炒め物やスープにする。

おすすめ食材 その2

長いも

シワのばしー

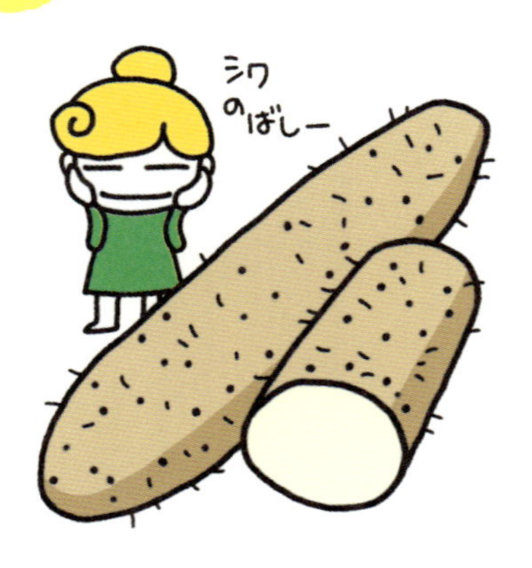

肺、脾、腎の機能をアップし、消化を促進させて、だるさや体力の回復に役立ちます。**体に必要な水分を補い**、喉の渇きを癒し、から咳をしずめる効果もあります。

こんな人に： 気虚・陰虚
五性： 平性　**五味：** 甘味

おもな効能

- 滋養強壮
- 胃腸の働きを活性化する
- 消化を促す
- 疲労回復

おすすめ食材 その3

ツバメの巣

形は半月形で
ぬるま湯で戻して
使うのよ

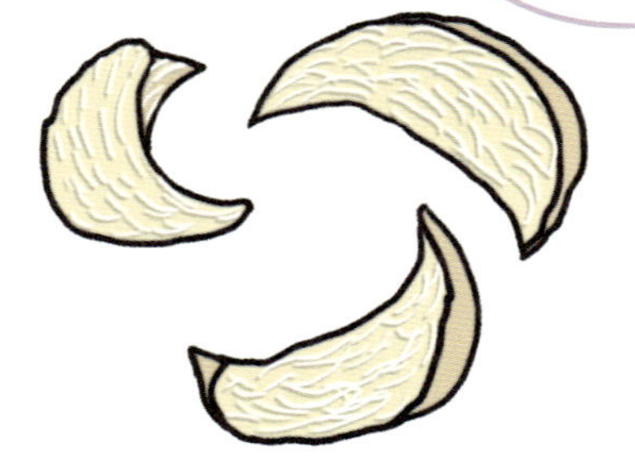

アナツバメのだ液や絨毛などで固めたツバメの巣は、**体に必要な水分を補って乾燥を防ぎ、疲労回復**に役立ちます。咳やたんを止め、慢性の下痢にも効果があります。

こんな人に： 気虚・血虚・陰虚
五性： 平性　**五味：** 甘味

おもな効能

- 体に必要な水分を補う
- 疲労回復
- 咳やたんを止める
- 慢性の下痢の改善

その他のおすすめ食材

分類	食材
調味料・スパイス	オイスターソース、酒粕
肉・魚	鴨肉、豚肉、鶏肉、牛肉、鶏卵、牡蠣、アワビ、イカ、スッポン、なまこ
野菜	オクラ、黒・白ごま、木の実、ライチ、豆腐、クコの実、杏
飲みもの	牛乳、豆乳、甘酒、チーズ

RECIPE_41

プルプル感がたまらない

白きくらげと桃のデザート

こんな人に	気虚・血虚 瘀血・陰虚

生の桃がなければ缶詰でもOK。その場合は砂糖を控えめにしましょう。

材料（2人分）

白きくらげ……5g
桃……1個
水……800mℓ
白ワイン……100mℓ
砂糖……50g
レモン汁……大さじ1

作り方

1 白きくらげはたっぷりの水（分量外）で戻し、よく洗う。桃は皮をむいて種を取り、食べやすい大きさに切る。

2 鍋に白きくらげ、水、白ワイン、砂糖を入れ、沸騰したら中火で40分〜1時間ほど煮込む。

3 2に桃、レモン汁を加えて5〜6分煮たら、そのまま常温になるまで冷ます。

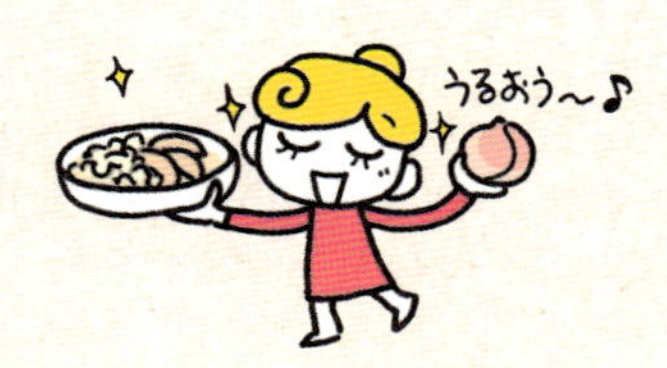

POINT

白ワインを赤ワインにすると、ほんのりピンク色のデザートになります。すぐに食べないときは冷蔵庫に入れてもよいです。

RECIPE_42

体に必要な水分を補ってシワを改善

長いもの煮物

こんな人に	気虚・陰虚

長いもは、体に必要な水分を補って肌にうるおいを与え、シワを改善します。

材料（2人分）

長いも……300g
だし汁……300mℓ
酒・みりん・しょうゆ……各大さじ1
砂糖……大さじ1/2
かつおぶし……適宜

作り方

1 長いもは皮をむき、2〜3cmの輪切りにしてから半月切りにする。

2 鍋に1とだし汁と酒・みりん・しょうゆ、砂糖を入れ、弱火〜中火で煮る。

3 器に盛り、お好みでかつおぶしを添える。

POINT

煮込みすぎると形が崩れてしまうので、ある程度やわらかくなったら火を止め、ふたをしてしばらくおいて、味をしみこませましょう。

髪・肌・体型
など外見の衰え

22

皮膚のかゆみ

おもな症状

- 肌がカサカサになる
- 乾燥して粉を吹いたようになる
- 洋服が肌に直接触れるとチクチクする

薬膳アドバイス

体内の水分不足によって皮膚のバリア機能が落ちる

加齢とともに体のうるおいが不足して**皮膚のバリア機能が落ちたり、体内にこもった熱が蓄積されると皮膚のかゆみになるケース**があります。皮膚のバリア機能が落ちている場合は、気と水分を補うことで改善します。熱がこもる場合は、水分を補いつつ体の熱を冷ますことが重要です。大人になってからのアトピー性皮膚炎は、食事の不摂生や食の欧米化、ストレスにより発症するケースが多く見られます。食生活や生活環境を見直しましょう。

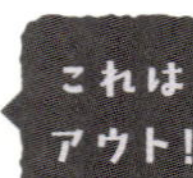

食事の不摂生や喫煙が皮膚乾燥やかゆみの原因に

脂っこいものや辛いものなどの**刺激物、アルコール、喫煙などは、体に余分な熱がこもり、炎症が悪化する**ので控えましょう。またストレスや過労、夜更かしも、体のうるおいが不足する要因になり、ますますバリア機能が落ちてしまいます。

そんなあなたのおすすめ食材は

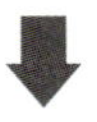

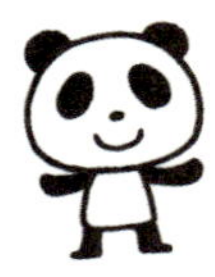

水分を補い体をうるおして
皮膚の乾燥を防ぐ食材

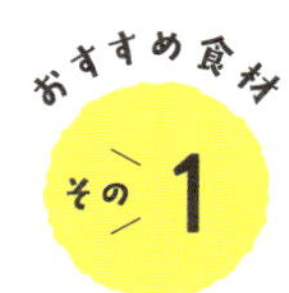

豆腐

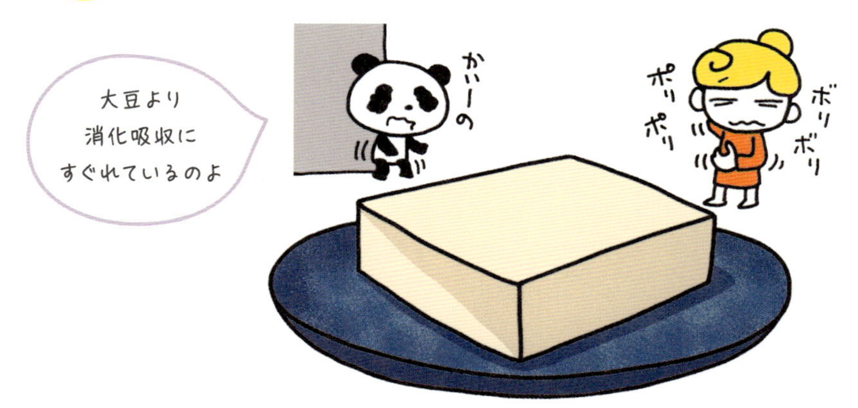

肌にうるおいをプラスして余分な熱を冷まします

体に必要な水分を補給してうるおし、こもった熱を冷まします。木綿豆腐はタンパク質やカルシウム、鉄分が豊富で、絹ごし豆腐はビタミンB_1やカリウムが多く含まれています。熱、陰虚タイプにはおすすめですが、冷え性の人の場合はさらに体が冷えてしまうので注意が必要です。ねぎや生姜を薬味に入れたり、加熱して食べるようにしましょう。

こんな人に：気虚・陰虚・熱　　**五性**：涼性　**五味**：甘味

おもな効能

- 熱を冷ます
- 体に必要な水分を補う
- 口の渇きを癒す
- 解毒作用

食べ方

- **[解毒・解熱に]**
  ➡ 豆腐にゴーヤをプラスしてゴーヤチャンプルーにする。
- **[体のうるおいアップ]**
  ➡ 豆腐に白・黒ごまをプラスしてやっこにする。
- **[発熱による喉の渇きに]**
  ➡ 豆腐にきゅうりをプラスしてサラダやスープにする。

おすすめ食材 その2

緑豆

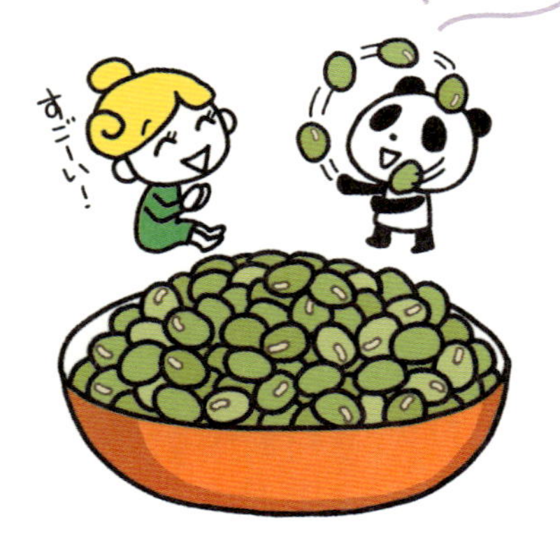

体内にこもった熱を冷ましたり、解毒作用があります。また、余分な水分を排出し、尿の出をよくします。緑豆が手に入らない場合は、小豆にも似た作用があるので代用できます。

こんな人に：水毒・熱
五性：涼性　**五味：**甘味

おもな効能
- 体の熱を冷ます
- 余分な水分を排出する
- 口の渇きをうるおす
- 解毒作用

おすすめ食材 その3

クラゲ（食用クラゲ）

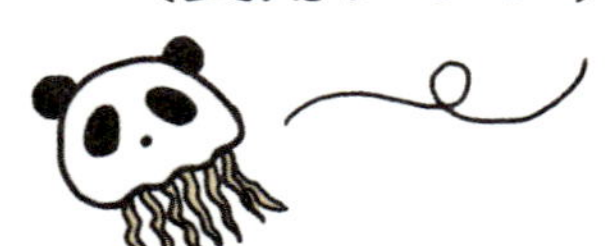

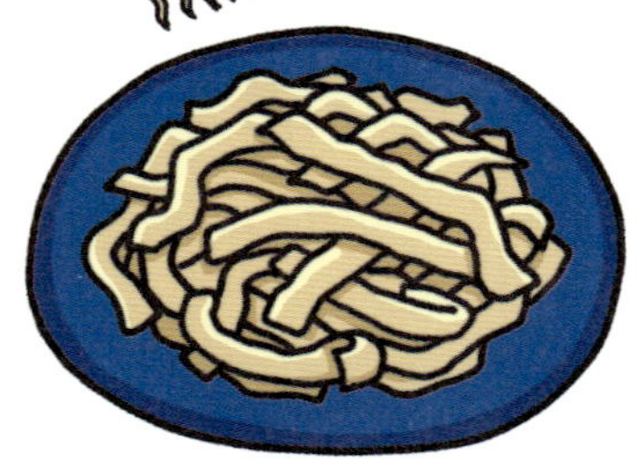

熱を冷まし、肝の働きを整えるので、熱のある腫れものやできものの緩和に効果があります。咳やたんを取り喘息止めにも。腸をうるおしてコロコロ便の改善にも役立ちます。

こんな人に：陰虚・熱
五性：平性　**五味：**鹹味

おもな効能
- 体の熱を冷ます
- 肝の働きを整える
- 咳やたんを取り除く
- 体に必要な水分を補う

その他のおすすめ食材

調味料・スパイス	羅漢果（らかんか）
肉・魚	鴨肉、豚肉、ドジョウ、スッポン、シジミ、アサリ、海藻類
野菜	はと麦、きゅうり、白菜、じゅんさい、トマト、オクラ、れんこん
飲みもの	豆乳、牛乳、緑茶、ウーロン茶、ヨーグルト

RECIPE_43

シジミの栄養が豆腐にしみて美味

豆腐とシジミのうま煮

こんな人に	気虚・陰虚・熱

体に必要な水分を補いながら、熱を冷まして、かゆみをしずめます。

材料（2人分）

シジミ ………… 150g
豆腐 ………… 1丁
アスパラガス …… 40g（2〜3本）
A 酒・オイスターソース ………… 各大さじ1
　砂糖・塩 ………… 各小さじ1/2
　水 ………… 200mℓ
水溶き片栗粉 ………… 少々

作り方

1 シジミは砂抜きをし、豆腐は1.5cm角に切る。アスパラガスの硬い皮はピーラーでむき、3cm幅の斜め切りにする。

2 鍋に1とAを入れ、中火で煮込む。アスパラガスがやわらかくなったら、水溶き片栗粉でとろみをつける。

寒涼性の
ちんげん菜や
セロリを加えても
OKよ

POINT

シジミと豆腐の味噌汁にしても美肌効果は十分に得られます。

RECIPE_44

疲労回復と解毒作用がバツグン

緑豆のぜんざい

こんな人に	水毒・熱

緑豆はアトピー性皮膚炎の緩和や疲労回復にも役立ちます。

材料（2人分）

緑豆（洗っておく）…… 大さじ5
米（洗っておく）………… 大さじ1
水 ………… 1ℓ
陳皮 ………… ひとつまみ
砂糖 ………… 大さじ2〜3

作り方

1 緑豆と米を鍋に入れ、水に30分浸す。

2 1を火にかけて陳皮と砂糖を加える。沸騰したら中火にして、1時間ほど煮込む。

小豆のぜんざいにも
同じような
効果があるのよ

23

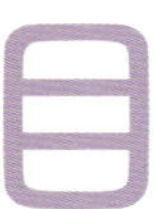

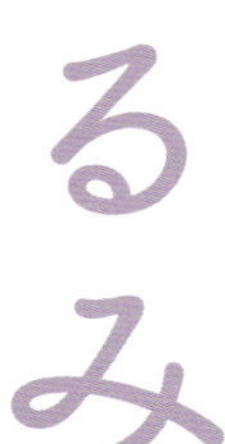

目のくま・たるみ

おもな症状

- 目の下が青黒くなる
- 目元にはりがなくなる
- ほうれい線がめだってくる

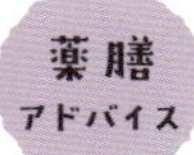

皮膚の栄養不足と血行不良が大きな原因

目のたるみは、**加齢による腎機能の低下と、栄養不足からの筋肉の衰えによって起こります**。また、消化機能が弱まると、皮膚や筋肉に栄養が充分に行きわたらず、たるみの原因になります。目のくまは、血行不良による青くまと、加齢による皮膚のたるみで起こる黒くまに分けられます。青くまは、目の使いすぎや冷えによる血流障害で、黒くまは、ホルモンバランスの乱れや加齢で腎の働きが弱まり、皮膚がたるんでハリが失われることが原因です。

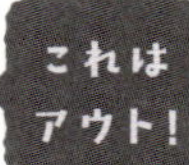

睡眠不足やバランスの悪い食事がくまやたるみを悪化させる！

睡眠不足やスマホの見すぎは、気・血の流れが悪くなるので青くまができやすくなります。また、過労は腎機能低下によりコラーゲンの合成能力が弱まって、黒くまやたるみの原因に。**無理なダイエットやバランスの悪い食事**も、気・血の不足から肌や筋肉に栄養が行きわたらなくなり、たるみの原因になります。

そんなあなたの
おすすめ食材は

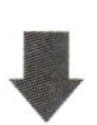

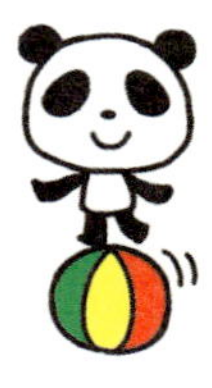

**腎機能を高め
気・血・水を整える食材**

おすすめ食材 その1

にら

食物繊維も豊富だから
大腸も活性化するのよ
パンダなのにくま…

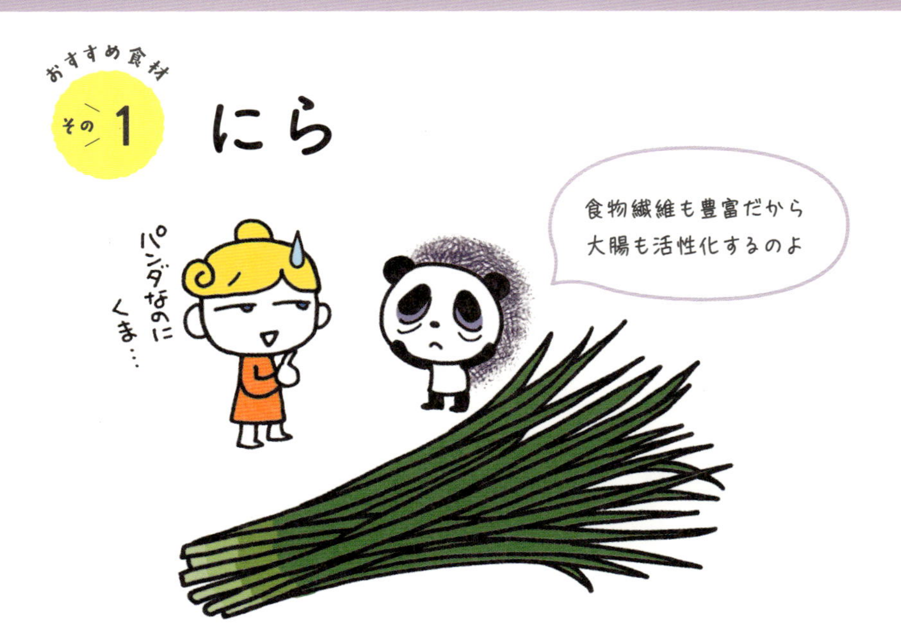

体を温め、血の流れをよくしてくまを改善する

体を温め、気・血の流れをよくするので、青くまやシミ改善に有効です。腎の機能を高める効果もあって、疲労回復にも最適。ただし、体がほてりぎみだったり、皮膚疾患がある人は、症状が悪化する場合があるので控えましょう。

こんな人に：気虚・血虚・瘀血・寒　|　**五性：**温性　**五味：**辛味

おもな効能

- 体を温める
- 血行を促進する
- 解毒作用
- 整腸作用

食べ方

- **[腰やひざの痛み、冷え改善]**
  ➡ にらにクルミやエビをプラスして和え物や炒め物にする。
- **[血液サラサラ効果]**
  ➡ にらに玉ねぎをプラスしてチヂミや炒め物にする。
- **[疲労回復、滋養強壮]**➡ にらに肉類をプラスして炒め物にする。

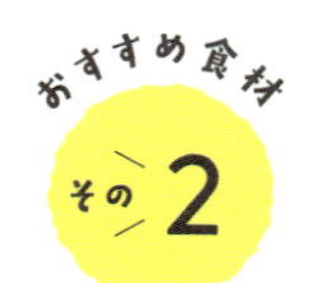

黒豆

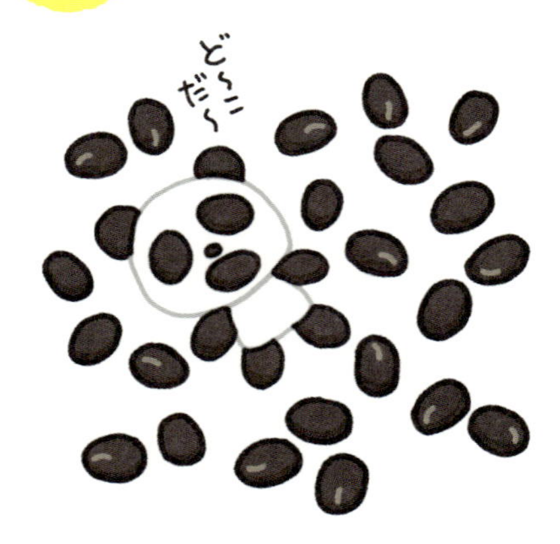

体をうるおして血液を補います。**血行を促進し、余分な水分を排出するので、むくみやたるみの改善におすすめ**です。また、水分や血が不足しているタイプの生理不順やめまいにも効果があります。

こんな人に：気虚・血虚・瘀血・陰虚・水毒
五性：平性　**五味：**甘味

おもな効能

- 体をうるおす
- 血行を促進する
- 余計な水分を排出する
- 胃腸の働きを整える

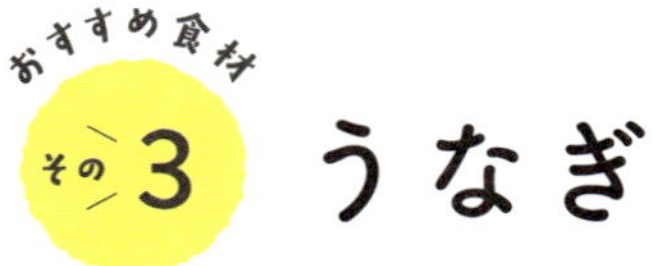

うなぎ

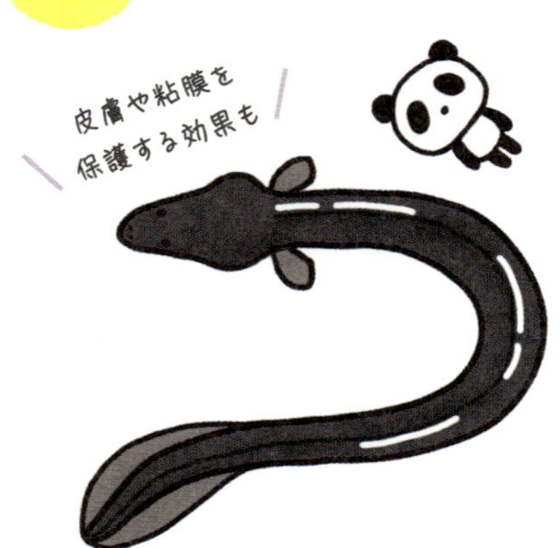

腎や肝の働きを高めて、筋や骨を強化します。足腰の脱力感や手足のしびれによい効果があります。経絡や関節にたまった水分を取り除き、リュウマチや関節痛の緩和にも有効です。

こんな人に：気虚・血虚・瘀血・水毒・寒
五性：平性　**五味：**甘味

おもな効能

- 血を補う
- 腎や肝の働きを高める
- 疲労回復
- 皮膚や粘膜の保護

その他のおすすめ食材

調味料・スパイス	ウイキョウ、サフラン、酢、にんにく、酒粕
肉・魚	鶏の手羽先、牛すじ、豚の皮、豚足、サケ、サバ、スッポン、ナマコ
野菜	らっきょう、玉ねぎ、菜の花、パセリ、ふき、サンザシ、桃、納豆
飲みもの	赤ワイン、甘酒、マイカイカ、紅茶

RECIPE_45

血流をよくしてくまを解消

黒豆とにらの卵あんかけ

こんな人に	気虚・気滞・血虚 瘀血・陰虚

黒豆とにらはどちらも血流をよくする食材なので、くまの改善におすすめです。

材料（2人分）

鶏卵 …… 4個
塩・こしょう …… 各適量
にら …… 1/2束
サラダ油 …… 適量
黒豆の水煮（無糖） …… 50g
A しょうゆ …… 大さじ1
　みりん …… 大さじ1
　だし汁 …… 1カップ
水溶き片栗粉
　水 …… 200mℓ
　片栗粉 …… 小さじ1

作り方

1 ボウルに卵を溶きほぐし、塩・こしょうをする。にらは4～5cm幅に切る。
2 フライパンにサラダ油をひいて熱し、1と黒豆を炒めて器に盛る。
3 鍋にAを入れて温め、水溶き片栗粉でとろみをつけ、2にかける。

POINT
にらはすぐに火が通るので、手早く炒めるのがコツです。

RECIPE_46

コラーゲンたっぷりで疲労回復効果も！

うなぎの炊き込みごはん

こんな人に	気虚・気滞・血虚 瘀血・水毒

うなぎ、しそ、山椒の組み合わせは気・血の巡りをよくします。

材料（2人分）

米（洗っておく） …… 2合
だし汁 …… 360mℓ
A しょうゆ …… 大さじ1/2
　酒 …… 大さじ1/2
　みりん …… 大さじ1/2
うなぎのかば焼き
　（串を外しておく） …… 1串
しそ（千切り） …… 4枚
粉山椒 …… 少々

作り方

1 炊飯器に米、だし汁、Aを入れて混ぜた後、うなぎを乗せて炊く。
2 全体を混ぜほぐして器に盛る。
3 しそと粉山椒を添える。

POINT
湿気によるだるさやむくみ、食欲不振にも効果があります。

24

白髪・薄毛

おもな症状
- 隠せないほど白髪が増える
- 抜け毛がひどい
- つやもなく、パサつく

薬膳アドバイス

髪は血液の延長 血液不足がトラブルを招く

髪は中医学で「血余（けつよ）」（血の余り）と呼ばれ、腎の働きと関係しています。**腎は毛髪に栄養を与える血を作る場所**です。髪は体を巡る血から作られますが、**血が不足すると、抜け毛や白髪など、加齢による毛髪のトラブルが起こりやすくなります。**白髪や薄毛の原因は、加齢のほかにもプレ更年期に伴う女性ホルモンの減少、精神的ストレス、慢性疾患による血液不足などの栄養不良、過労、血行不良などが関係しています。

これはアウト！

偏った食事や睡眠不足は大敵 栄養不足になり抜け毛の原因に

ストレスや肥満、運動不足、喫煙、食事の不摂生などは、血液を汚して血流を悪くし、毛根まで栄養を届けることができなくなります。また、**睡眠不足や無理なダイエット、偏った食事は、髪を滋養する栄養が不足**して、髪につやがなくなりパサパサになる原因になります。

そんなあなたの
おすすめ食材は

**腎の機能を高めて
血をうるおす食材**

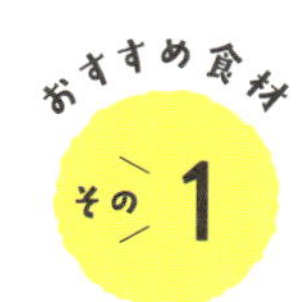

黒ごま

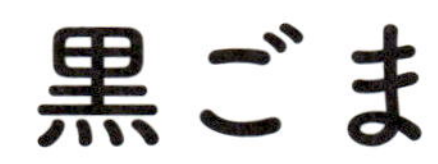

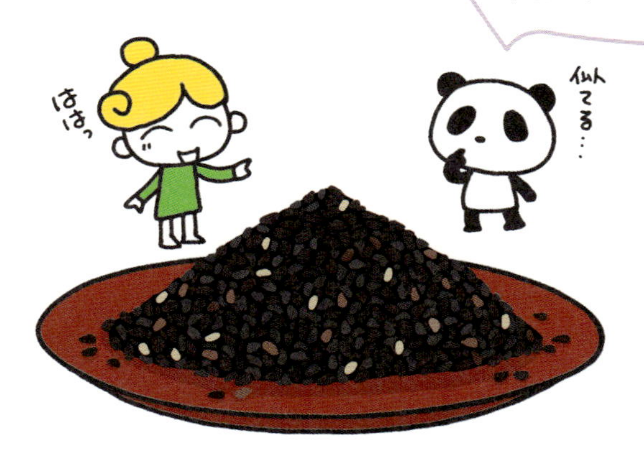

頭皮の環境を整えて髪の老化を防ぎ健康な黒髪を作ります

肝や腎の働きを高め、血を補い、精力をつけます。早期の白髪におすすめで、目のかすみや耳鳴り、手足のしびれにも効果があります。腸管をうるおし、便通をよくする作用も。ごまには黒と白がありますが、黒ごまのほうを薬用とし、薬効が高いとされています。白ごまは肺に作用して咳を止め、肌をうるおす効果があります。

こんな人に：血虚・陰虚　　**五性：**平性　**五味：**甘味

おもな効能

- 肝や腎の働きを高める
- 血を補う
- 腸管をうるおし、便通をよくする
- 滋養強壮

食べ方

- **[肝・腎の機能アップ、早期の白髪、目のかすみ、耳鳴りの改善]**
  ➡ 黒ごまにクコ実をプラスしてデザートにする。
- **[腸管をうるおし、コロコロ便の解消]**
  ➡ 黒ごまにクルミやはちみつをプラスしてデザートにする。
- **[血液に栄養を与え、早期の白髪や便秘解]**
  ➡ 黒ごまにクルミをプラスしてドリンクにする。

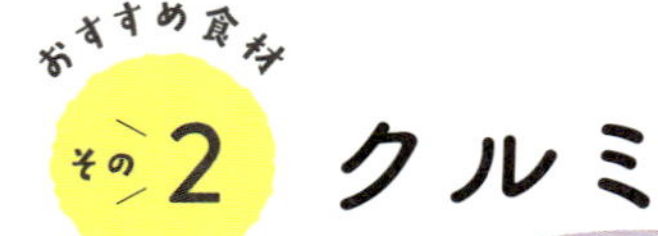

クルミ

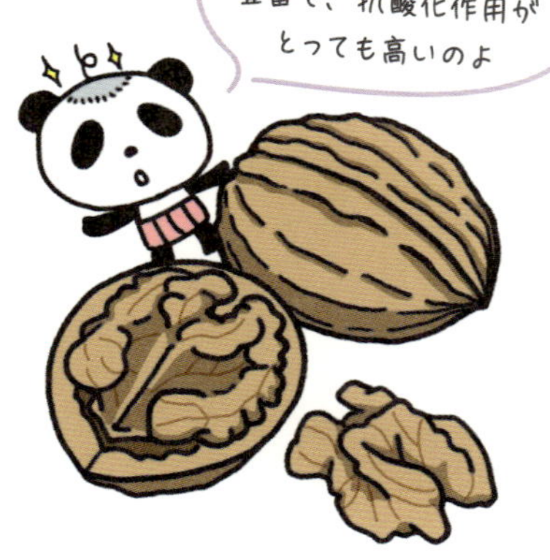

腎機能を高めて腰やひざのだるさ、無力感などを改善します。また、肺の働きを高め、腸をうるおして便通をよくするほか、慢性的な咳を止める効果もあります。

こんな人に：気虚・血虚・寒
五性：温性　**五味：**甘味

おもな効能
- 腎の機能を高め、髪に栄養を与える
- 脳の働きを補う
- 足腰を強化する

おすすめ食材
その3

何首烏（かしゅう）

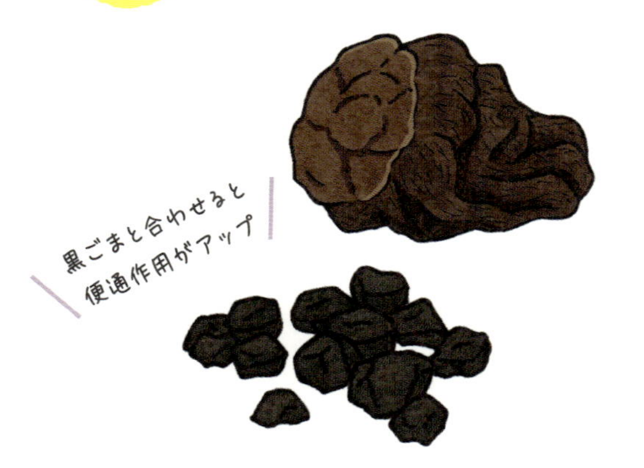

肝や腎の作用を高めて髪に栄養を与えるので、脱毛や早期の白髪におすすめです。解毒作用もあり、皮膚の化膿症にも用いられます。

こんな人に：気虚・血虚・陰虚
五性：温性　**五味：**苦甘味

おもな効能
- 血を補う
- 滋養強壮
- 髪に栄養を与える
- 腎や肝の働きを高める

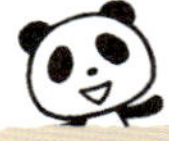
その他のおすすめ食材

調味料・スパイス	オイスターソース、ウイキョウ
肉・魚	レバー、マグロ、イカ、アワビ、スッポン、ナマコ、ひじき
野菜	黒豆、クコの実、アーモンド、松の実、桑の実、栗、黒きくらげ
飲みもの	甘酒、黒豆茶

RECIPE_47

腎機能を高めてアンチエイジング

黒ごまクルミ汁粉

こんな人に　気虚・血虚・陰虚

黒ごまとクルミは腸をうるおし、コロコロ便の改善にも役立ちます。

材料（2人分）

クルミ……20g
水……100mℓ
黒ごま……大さじ1
豆乳……300mℓ
黒砂糖……大さじ2

作り方

1 クルミは水でふやかしておく。
2 1を戻し汁ごとミキサーに入れ、黒ごま、豆乳、黒砂糖を加えてなめらかになるまで攪拌させる。
3 鍋に2を入れて、ふつふつするまでかき混ぜながら温める。
4 器に盛り、飾り用のクルミ（分量外）を散らす。

白玉団子を加えれば
ぜんざい風になるのよ

POINT

クルミは塩がついていない生のクルミがベスト。黒砂糖の代わりにはちみつを入れてもOKです。

RECIPE_48

髪に栄養を与える何首烏で白髪を改善

何首烏酒

こんな人に　気虚・血虚・陰虚

何首烏はにおいや味にあまり癖がないので、煎じて煮物や味噌汁に加えても◎。

材料（作りやすい分量）

何首烏……30g
黒糖焼酎……500mℓ
氷砂糖……50～80g

作り方

1 清潔な密閉できる広口のビンに、すべての材料を入れてフタをする。
2 冷暗所に置き、ときどきビンをゆする。2週間ほどで完成。

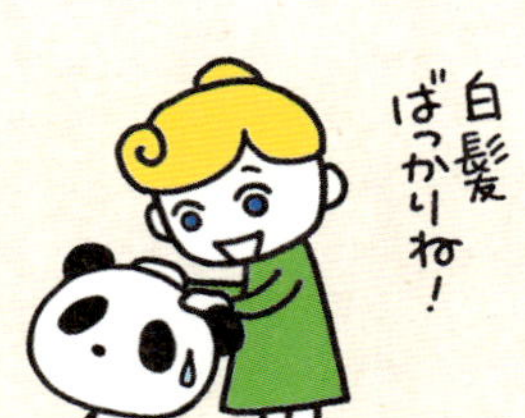

POINT

1日30～50mℓを目安にまいにち飲むと効果的です。水やお湯で割ると飲みやすくなります。

25

体臭

おもな症状
- 汗が大量に出て臭う
- 口が渇いて臭う
- 便やおりものが臭う

薬膳アドバイス

余計な熱と水分が混ざり体が「熱化」した状態

ストレスや過労、加齢、過食や偏食、長期にわたる病気などが原因で、体内に余計な熱が生じます。その状態を「熱化」といい、**体臭の原因になると考えられています**。体が熱化することで、発汗、発熱、イライラ、不眠、口の渇き、目の充血などが起こりやすくなるので、食事で胃腸にこもった熱を取り除き、体臭を抑えましょう。ちなみに口臭は、胃に熱がこもっていたり、歯槽膿漏でなりやすくなります。

これはアウト！

刺激物やカフェインの摂りすぎは余計な熱が生じ、体臭の原因に

辛いものや味の濃いもの、脂っこいものやアルコールの摂りすぎは、体内に余計な熱を生みやすくなるので控えましょう。また、コーヒーなどの**カフェインや香辛料の摂りすぎ**は、体から必要な水分を奪って乾燥させるので、体臭を生みだす原因にもなります。

そんなあなたのおすすめ食材は

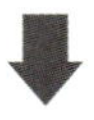

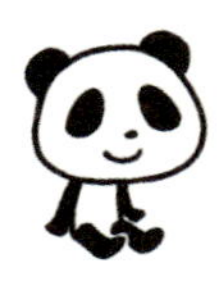

こもった熱を冷ましたり
水分を補う食材

おすすめ食材

その1

長いも

肺の機能を高めて
咳をしずめる効果も
もわ〜ん

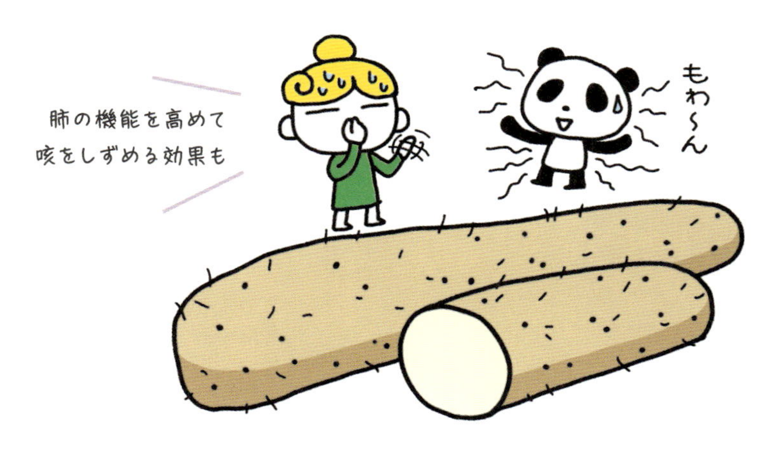

消化機能を高めて体に必要な水分を補う

腎機能を高めて体に必要な水分を補うので、加齢に伴う腎の水分不足を改善します。**体臭が強くなるのを抑える**働きのほか、喉の渇き、ほてり、のぼせ、肌の乾燥にも効果があります。水分を補うには生食が、胃腸の効果を高めて下痢止め作用には加熱して炒めるのがおすすめです。

こんな人に： 気虚・陰虚　　**五性：** 平性　**五味：** 甘味

おもな効能

- 胃腸の働きを活性化する
- 疲労を回復する
- 体に必要な水分を補う
- 滋養強壮

食べ方

- **[下痢止めに]** ➡ 長いもに蓮の実をプラスしてお粥やごはんに。
- **[水分を補い、口の渇きを癒す]**
  ➡ 長いもにはと麦をプラスしてお粥やごはん、スープにする。
- **[慢性的な咳や、おりものを止める作用に]**
  ➡ 長いもに五味子をプラスしてお粥にする。

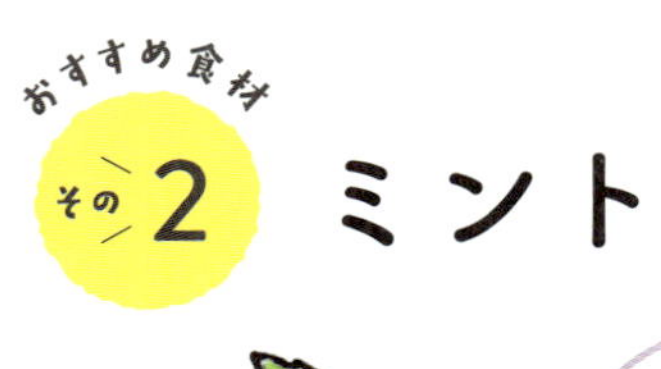

ミント

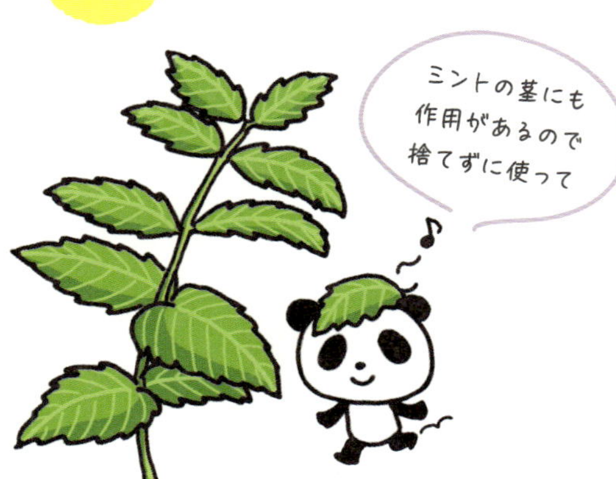

体内にこもった熱を冷まして頭痛、目の充血、喉の脹れに効果があります。気の巡りをよくする作用があり胸脇が腫れて痛いときや、イライラの緩和にも役立ちます。

こんな人に：気滞・熱
五性：涼性　**五味：**辛味

おもな効能
- 体の熱を冷ます
- 目の充血を抑える
- 頭をすっきりさせる
- 喉の痛みを緩和する

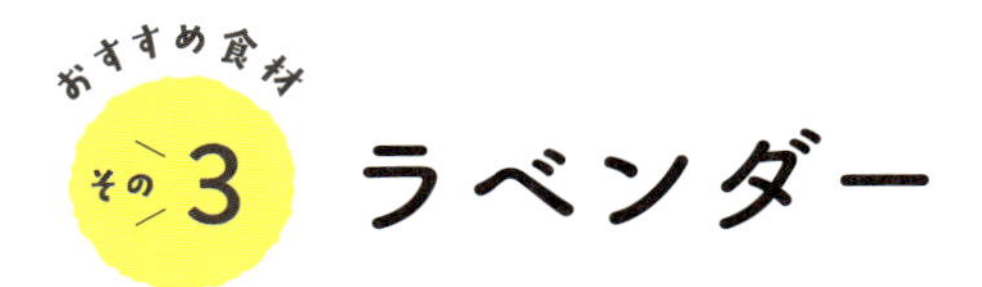

ラベンダー

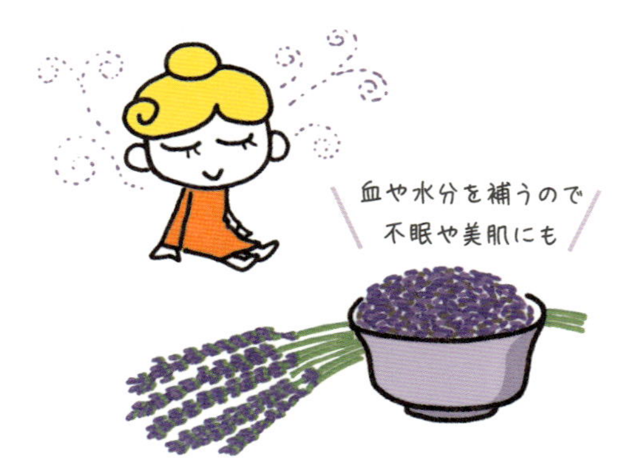

心の働きを整え、鎮静させる効果があるので、精神不安や緊張をほぐします。抗炎症作用や殺菌作用があり、口臭予防にもなります。

こんな人に：血虚・陰虚
五性：涼性　**五味：**苦辛味

おもな効能
- 精神を安定させる
- 血や水分を補う
- 抗炎症・殺菌作用
- 不眠の解消

その他のおすすめ食材

調味料・スパイス	レモングラス、味噌
肉・魚	スズキ、タイ、ドジョウ、クラゲ、海藻類
野菜	そば、にんじん、きゅうり、白菜、レタス、梅、豆腐、りんご、みかん
飲みもの	緑茶、ウーロン茶、プーアール茶

RECIPE_49

胃腸の調子をよくして水分を補う

長いものすりおろし汁

こんな人に	気虚・陰虚

長いもは生でも食べられるので、鍋に入れたらすぐに火を止めてOKです。

材料（2人分）

- 長いも……150g
- だし汁……400mℓ
- 味噌……大さじ2
- 青のり粉……適宜

作り方

1 長いもは、皮をむいてすりおろす。

2 鍋にだし汁を入れ、沸騰したら1を入れてすぐに火を止め、味噌を溶き入れる。器に盛り、お好みで青のり粉をふりかける。

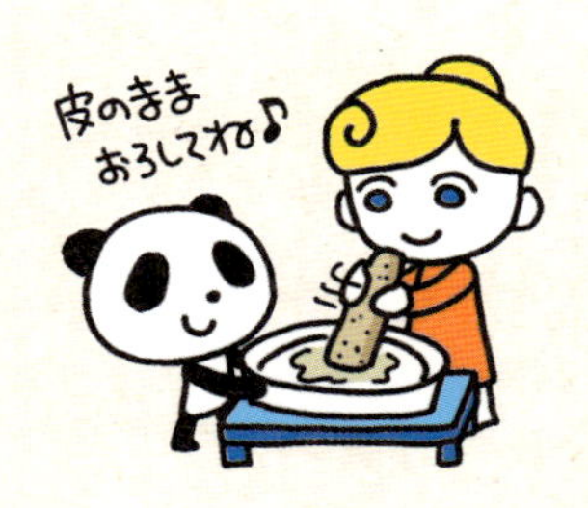

POINT

体に余計な熱を生まないためにも、味付けはシンプルに。香辛料は加えないようにしましょう。

RECIPE_50

体の熱を冷まして気の巡りを整える

ミント緑茶

こんな人に	気滞・熱

ミントと緑茶は、体の熱を冷まし、イライラの緩和に役立ちます。

材料（2人分）

- ペパーミント……3g
- 緑茶……小さじ1
- 熱湯……300mℓ

作り方

1 ティーポットにすべての材料を入れ、熱湯を注ぐ。

2 1〜2分蒸らし、茶漉しで漉しながらカップに注ぐ。

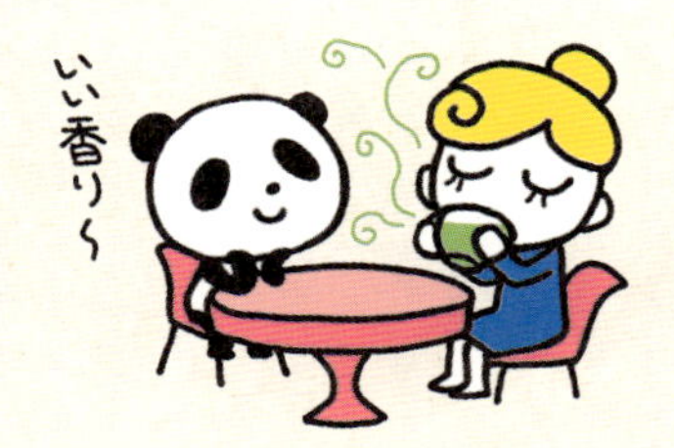

POINT

ミントの葉を添えればさらに香りが広がります。目の充血や頭痛、のどの痛みの緩和にも効果があります。

26

太りすぎ

おもな
症状

- 体に熱がこもり、便秘がち
- 冷え性で疲れやすく、むくんでいる
- イライラすると食べてしまう

薬膳
アドバイス

代謝が低下して太りやすくなっています

太りすぎの原因は、運動不足や暴飲暴食によるもの以外にも、**ストレスや加齢による代謝の低下**が考えられます。改善するには体内にたまった余分な水分や熱、老廃物など、代謝機能を低下させている根本の原因を取り除きます。運動不足や暴飲暴食が原因の場合は、体内にたまったものを排出する食材を摂ります。ストレスや加齢が原因の場合は、体が冷えていたり、腎機能の衰えで代謝が弱まっている可能性があるので、体を温めて血行を促進し、気の巡りをよくする食材で改善しましょう。

これは
アウト！

冷たいものや甘いものは消化吸収機能を低下させます

暴飲暴食やアルコールを摂りすぎると、さらに食べすぎて、熱を生むことになります。生もの、冷たいもの、甘いものは、消化吸収機能を低下させ、体を冷やしたり老廃物がたまる原因になるので控えましょう。また、**運動不足やストレス**は、気・血の流れを停滞させてしまいます。

そんなあなたの
おすすめ食材は

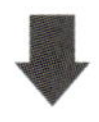

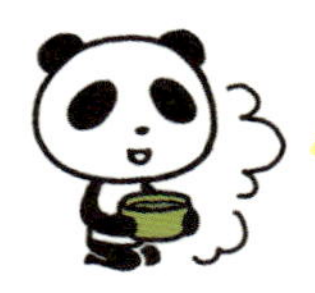

**腎の働きを強化して
代謝機能を高める食材**

おすすめ食材 その1

サンザシ

干したサンザシを
スライスして
お茶やドレッシングに
混ぜてもOKよ

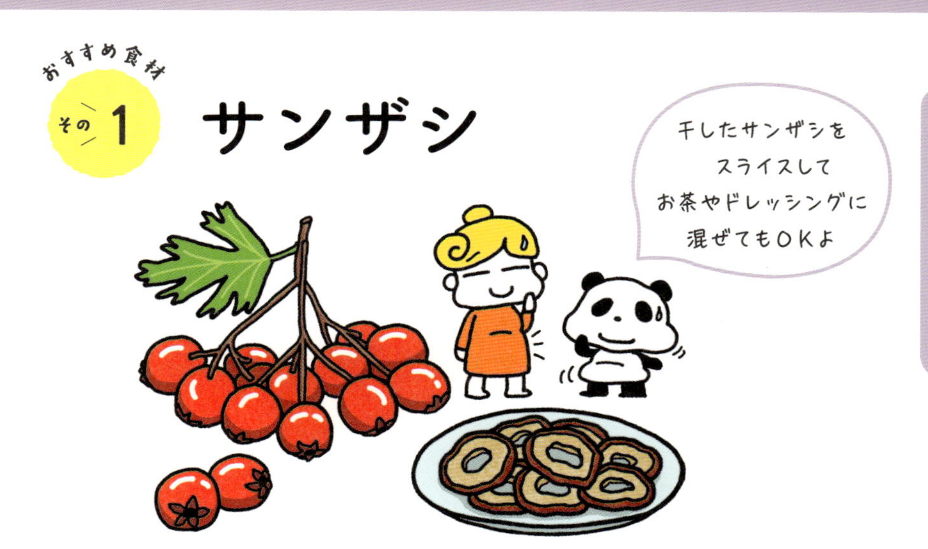

脂っこいものや肉類の消化を助けてくれます

サンザシには**加齢とともに低下する代謝や消化機能を高める作用**があります。胃腸に滞っている飲食物の停滞を改善し、消化を促進します。特に脂っこいものや肉の消化を助けるので、肉料理と一緒に食べると効果的です。気・血の巡りをよくするので、血行不良による生理痛にもよい作用が働きます。ただし胃酸の分泌を促すので、胃酸過多や胃潰瘍の人は控えましょう。

こんな人に：気滞・瘀血・熱　｜　**五性：**温性　**五味：**甘酸味

おもな効能

- 消化を促進する
- 脂肪の代謝を高める
- 胃酸の分泌を促す
- 気・血の巡りをよくする
- 血圧を下げる
- 慢性の下痢を止める

食べ方

- **[胃腸の機能を高め、便秘解消や血圧安定に]**
  ➡ サンザシにりんごをプラスしてデザートにする。
- **[消化促進]** ➡ サンザシに肉類をプラスして、タンパク質分解酵素で肉をやわらかくする。
- **[血行不良の生理痛を改善]**
  ➡ サンザシに当帰をプラスしてお茶や薬酒にする。

おすすめ食材 その2

はと麦

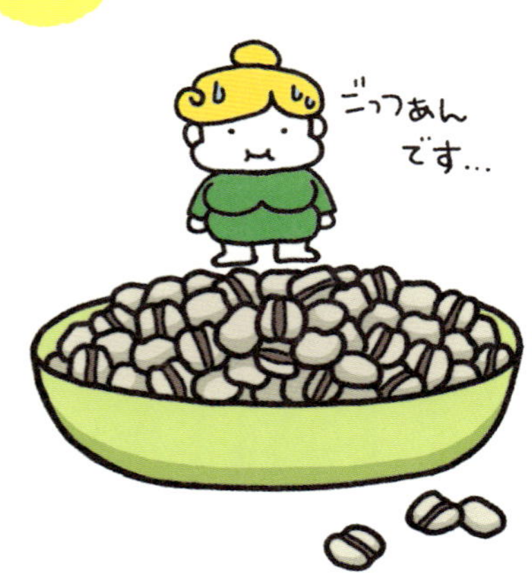

消化機能を整え、余分な水分を排出します。胃腸機能の衰えによって起こる下痢にもおすすめです。穏やかな薬効なので、まいにち、少しずつ摂るようにしましょう。

こんな人に： 水毒・熱
五性： 涼性　**五味：** 甘味

おもな効能
- 水分代謝を促進する
- 老廃物を排出する
- 熱を冷ます
- 消化機能を整える

蓮の葉

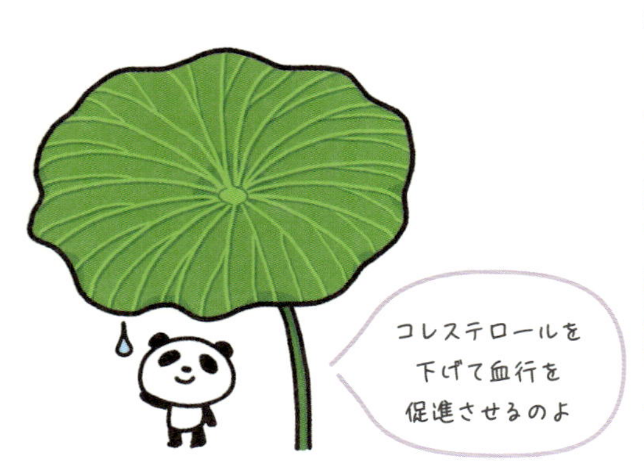

体の熱を冷まして余分な水分を排出するので、むくみにもおすすめです。生の蓮の葉は熱を冷ます作用にすぐれ、乾燥品は、むくみや血流改善によい効果があります。

こんな人に： 瘀血・水毒・熱
五性： 平性　**五味：** 苦味

おもな効能
- 体の熱を冷ます
- 余分な水分を排出する
- 血行を促進する

その他のおすすめ食材

調味料・スパイス	酢、陳皮、コリアンダー、カルダモン
肉・魚	砂肝、タイ、スズキ、ドジョウ
野菜	冬瓜、とうもろこし、大根、かぶ、にんじん、こんにゃく、ジャスミン
飲みもの	杜仲茶、麦芽飲料、カモミールティー

RECIPE_51

脂肪の消化を助ける効果あり

サンザシ茶

こんな人に	気滞・瘀血 熱・寒

ノンカフェインだから家族みんなで安心して飲めます。

材料（2人分）

サンザシ（スライス）………… 5g
はちみつ……………… 大さじ1/2
水……………………………… 300㎖

作り方

1 鍋にすべての材料を入れ、沸騰したら弱火で10分煮込む。

2 茶漉しで濾して、カップに注ぐ。

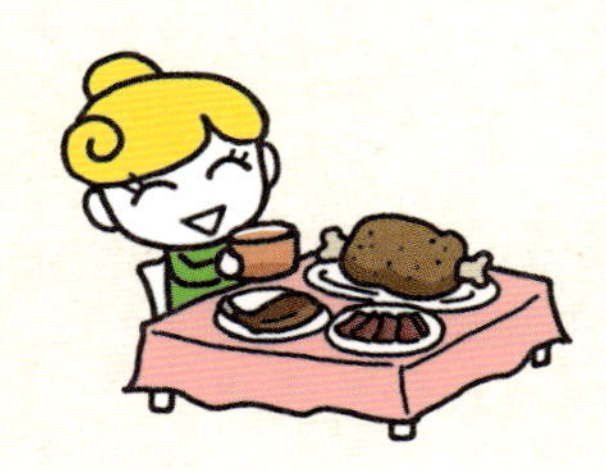

POINT

食中、食後に飲むのがおすすめです。

RECIPE_52

水分代謝を高め、体スッキリ

はと麦と白菜のトロトロ煮

こんな人に	気虚・水毒・熱

余分な水分と熱を取り、便通がよくなるレシピです。

材料（2人分）

はと麦………………………… 30g
白菜…………… 1/8株（約300g）
ベーコン（細切り）…………… 1枚
鶏がらスープの素（顆粒）
…………………………… 小さじ2
水……………………………… 400㎖
水溶き片栗粉
　水……………………… 大さじ1
　片栗粉…………… 大さじ1/2
塩・こしょう……………… 各適量

作り方

1 はと麦はよく洗い、たっぷりの水（分量外）で30分程ふやかしてから、30分～1時間茹でる。

2 鍋に、縦半分に切ってから細切りにした白菜、ベーコン、1、鶏がらスープの素、水を加えて弱火で煮込む。

3 白菜がやわらかくなったら水溶き片栗粉でとろみをつけ、塩・こしょうで味を調える。

POINT

茹ではと麦は、ヨーグルト、サラダ、お粥などに混ぜ合わせるだけでダイエット効果があります。冷凍保存もできるので、まいにちの食事に利用しましょう。

27

ストレス・イライラ

おもな症状

- 落ち込んでやる気がでない
- 最近怒りっぽくなった
- 生理前は特にイライラする

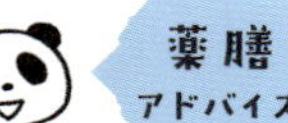

滞った気の流れを改善し緊張を解きほぐす

東洋医学では、「心」を中心に五臓すべてで精神活動を支えていると考えられています。そのなかで、**精神的なストレスをいちばんに受け止めるのが肝**です。イライラしたり、怒りっぽくなったと感じたら、高ぶった気持ちをしずめ、**肝の熱を冷ますことを心がけましょう**。ストレスで胃が張って体が硬くなるような場合には、滞った気の流れをよくして、緊張を解きほぐす必要があります。

これはアウト！

長時間の同じ姿勢や睡眠不足、強いこだわりで肝が消耗

緊張が続くと肝は弱まります。強いこだわりを持つ傾向がある人は、何事もほどほどにするくらいの気持ちも必要です。また、長く同じ姿勢でいると気の流れが滞って肝の働きが鈍くなります。睡眠不足や過労も肝に貯蔵する血を消耗させます。決断力を鈍らせて憂うつになりやすくなるので気をつけましょう。

そんなあなたの
おすすめ食材は

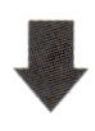

**肝のたかぶりを抑えて
気の巡りをよくする食材**

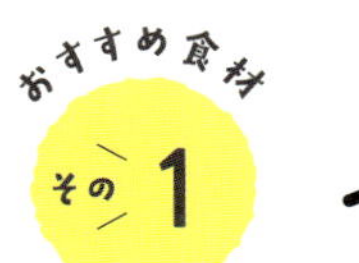

セロリ

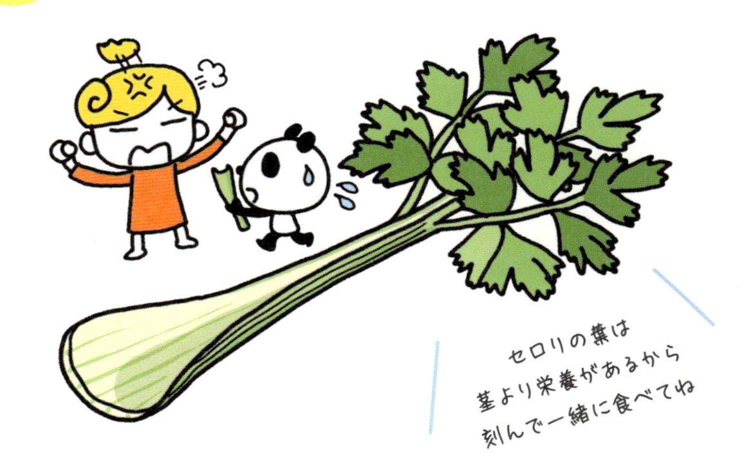

体の余分な熱を冷まして イライラを落ち着かせる

たかぶった肝の機能を調整し、イライラした気持ちをしずめます。また余分な熱を排出し、頻尿、排泄痛の改善にも役立ちます。高血圧にはセロリの絞り汁が効果的で、目や頭をスッキリさせる働きもあります。香りにも成分があるので、煮込みすぎないようにしましょう。

こんな人に：気滞・瘀血・熱　**五性：**涼性　**五味：**甘苦味

おもな効能

- 肝の機能を整える
- 熱を冷ます
- 消化を促進する
- 水分代謝を促す
- 血圧を下げる

食べ方

- **[高血圧予防・肝機能改善]**
  ➡ セロリにトマトをプラスしてスープや炒め物、ジュースに。
- **[頭をスッキリさせ、イライラを解消]**
  ➡ セロリにミントをプラスしてサラダにする。
- **[精神の安定に]** ➡ セロリにゆり根をプラスして炒め物に。

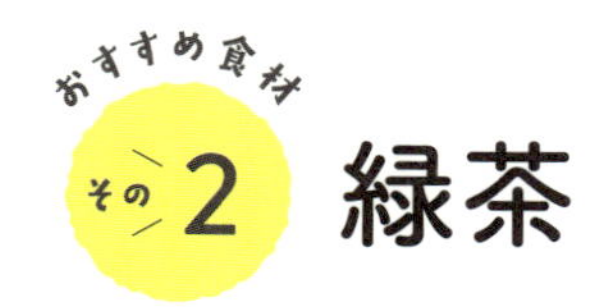

緑茶

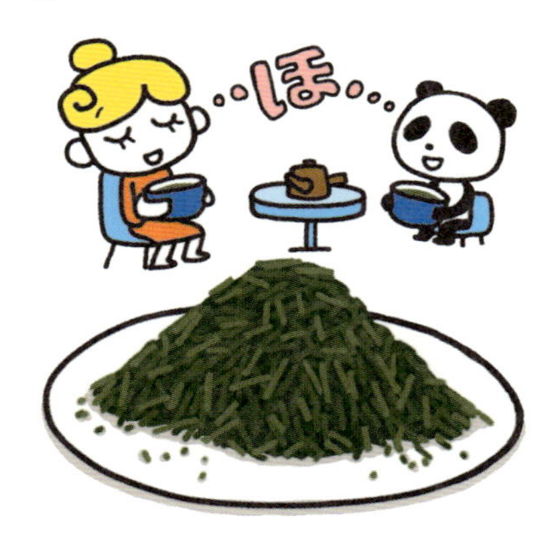

体の熱を冷まし、心を落ち着かせる効果がありますが眠気を覚ます作用もあるので、寝る前や不眠症の人は控えましょう。また、胃腸が冷えているタイプにも不向きです。

こんな人に：気滞・熱
五性：涼性　**五味：**苦甘味

おもな効能
- 体の熱を冷ます
- 解毒作用
- 利尿作用
- 心を落ち着かせる

おすすめ食材 その3

トマト

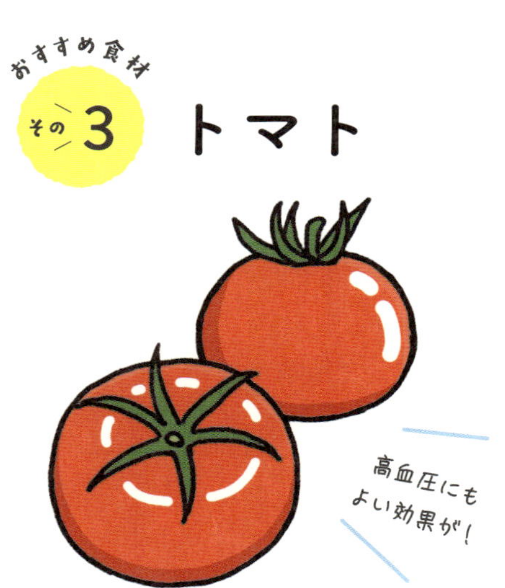

肝の機能を整えて体に必要な水分を増やし、熱を冷ます効果があります。ただし体を冷やすので、寒タイプの人やお腹が冷えていると感じるときは控えましょう。

こんな人に：気滞・陰虚・熱
五性：涼性　**五味：**甘酸味

おもな効能
- 肝の機能を整える
- 熱を冷ます
- 胃腸を整える
- 消化を促進する

その他のおすすめ食材

調味料・スパイス	レモングラス 、八角、コリアンダー、カルダモン
肉・魚	ハツ、レバー、サケ、あん肝、アサリ、シジミ、アワビ、ひじき
野菜	大根、かぶ、ゆり根、みかん、柚子、ミント、ローズ、ジャスミン
飲みもの	緑茶、ウーロン茶、紅茶

RECIPE_53

イライラした気持ちも落ち着く

セロリのきんぴら

こんな人に　気滞・瘀血

セロリの葉もたっぷり食べましょう。常備菜としてもおすすめです。

材料（2人分）

セロリ……1本
ごま油……大さじ1
小口唐辛子……ひとつまみ
みりん……小さじ2
しょうゆ……小さじ2

作り方

1 セロリは筋を取り、茎は斜め薄切りに、葉は千切りにする。

2 フライパンにごま油をひいて熱し、1のセロリの茎、小口唐辛子、みりん、しょうゆを入れて炒め、最後にセロリの葉を加えてさっと炒める。

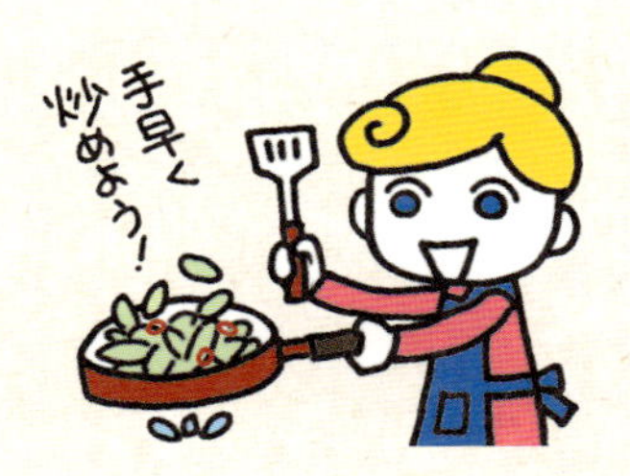

POINT

セロリの葉にも薬効があるので捨てずに使いましょう。自分のタイプの食材をプラスすると、さらに効果がアップします。

RECIPE_54

ミントの爽やかな香りで気持ちもスッキリ

ミニトマトとミントのマリネ

こんな人に　気滞・瘀血　陰虚・熱

トマトとミントの組み合わせは、体の熱を取ってほてりやイライラを軽くします。

材料（2人分）

ミニトマト……1パック
ペパーミント……3g
A はちみつ……大さじ1/2
　レモン汁……大さじ1
　オリーブオイル……大さじ1
塩・こしょう……各適量

作り方

1 ミニトマトはヘタを取り、半分に切る。ペパーミントは手でちぎる。

2 ボウルにAを混ぜ合わせてマリネ液を作り、1を和える。塩・こしょうで味を調える。

POINT

ミニトマトは皮をむいてマリネ液と混ぜ、30分ほどおくと、さらに味がしみこみます。

28

喉のつかえ

おもな症状
- 喉がゴロゴロして詰まった感じがする
- たんが出やすい
- ストレスがたまりやすい

薬膳アドバイス

喉に閉塞感を感じるのは プレ更年期の症状のひとつ

梅の種のようなものが喉に詰まった感じがしているのに異物はなく、喉がゴロゴロしているのに飲み込んでも何もないなど、喉の閉塞感がある症状を「梅核気（ばいかくき）」と呼びます。これは**プレ更年期症状のひとつ**で、心配性だったり、感情をうまく表にだせない人に現れやすい症状です。**精神的なストレスによって気の巡りが悪くなり**、消化機能が低下することでたんが出やすく、喉が詰まった感じがします。

これはアウト！

体を強く締め付ける服や 消化吸収の悪い食べ物はNG

喉や体を締め付ける服や下着は、気の流れを阻害するので避けましょう。また消化の悪いもの、生もの、脂っこいもの、甘いもの、アルコールの摂りすぎは、消化吸収機能を妨げるので、たんが出やすくなります。

そんなあなたのおすすめ食材は

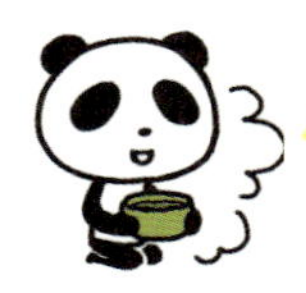

気の巡りをよくして 胃腸の働きを高める食材

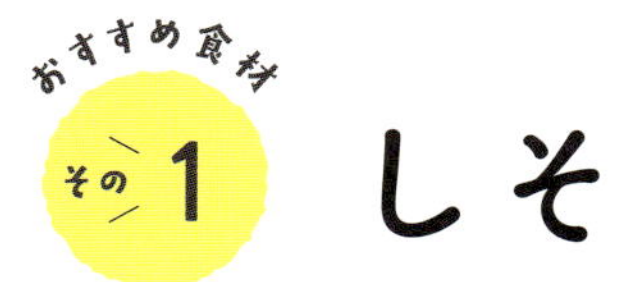

しそ

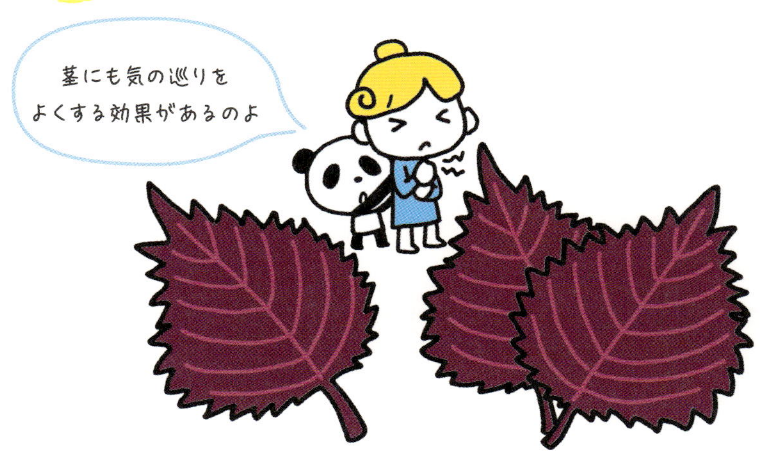

気の巡りをよくして消化機能を高めましょう

気の流れを整えて胃腸の働きを助けるので、お腹が張るようなときにおすすめです。発汗によって邪気を払い、ゾクゾクと寒気のするカゼの初期症状にも効果があります。**肺の機能を高め、たんを取る働き**もあります。梅核気の治療に用いる漢方薬「半夏厚朴湯（はんげこうぼくとう）」には、しそや生姜が入っています。

こんな人に：気滞・水毒　　**五性：**温性　**五味：**辛味

おもな効能

- 冬のカゼ予防
- 気の流れを整える
- 胃腸の働きを整える
- 体を温める
- 肺の機能を高める

食べ方

- **［胃腸の働きを改善・ぞくぞくするカゼに］**
  ➡ しそに生姜をプラスして漬け物、炒め物にする。
- **［膨満感、咳やたんを改善］** ➡ しそに玉ねぎをプラスして調理。
- **［消化促進に］** ➡ しそにそばをプラスして調理。

おすすめ食材

その2 陳皮

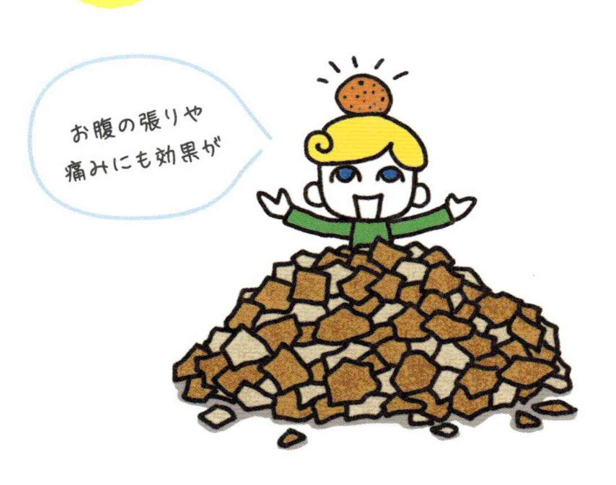

気の巡りをよくして消化吸収機能を整えます。**余分な水分を排出し、たんを取る作用**もあります。体を温めて熱を生むので、水分不足（陰虚）や熱がこもるタイプは控えましょう。

こんな人に：気滞・水毒
五性：温性　**五味：**辛苦味

おもな効能
- 気の流れを整える
- 胃の働きを高める
- 消化吸収機能を整える
- たんを取る

おすすめ食材

その3 生姜

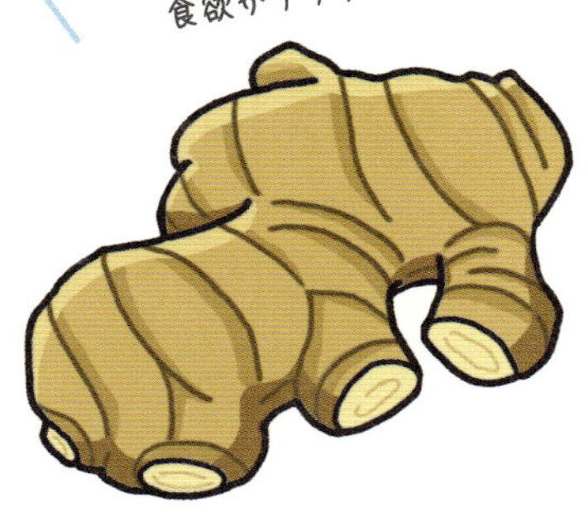

ナツメと合わせると
食欲がアップ

生姜の皮にはたんを取り、体内の余分な水分をだす作用があります。また、胃腸の働きを整え、嘔吐を止める効果もあります。

こんな人に：気滞・水毒・寒
五性：温性　**五味：**辛味

おもな効能
- 体を温める
- 胃腸を活性化する
- 咳やたんをしずめる
- 余分な水分を排出する

その他のおすすめ食材

調味料・スパイス	酢、レモングラス、ウコン、わさび
肉・魚	砂肝、タイ、スズキ、クラゲ、ハマグリ、アサリ、海草類
野菜	らっきょう、玉ねぎ、大根、かぶ、春菊、はと麦、キャベツ、香菜
飲みもの	カモミールティー、ミントティー

RECIPE_55

気や水の流れを整える
千切り野菜の香味サラダ

こんな人に 気滞・瘀血・水毒

しその芳香で胸のつかえがスーッと取れます。

材料（2人分）

ねぎ……10cm分
みょうが……2個
生姜（スライス）……2枚
しそ（千切り）……5枚
キャベツ（千切り）……2枚
塩・こしょう……各適量
A オリーブオイル……大さじ1
　ポン酢……大さじ1

作り方

1 ねぎとみょうがは縦半分に切ってから斜め薄切りに、生姜は千切りにして、しそ、キャベツと混ぜ合わせ、塩・こしょうをふり、器に盛る。

2 食べる直前にAを合わせ、1にかける。

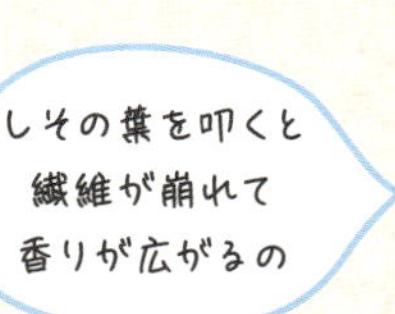

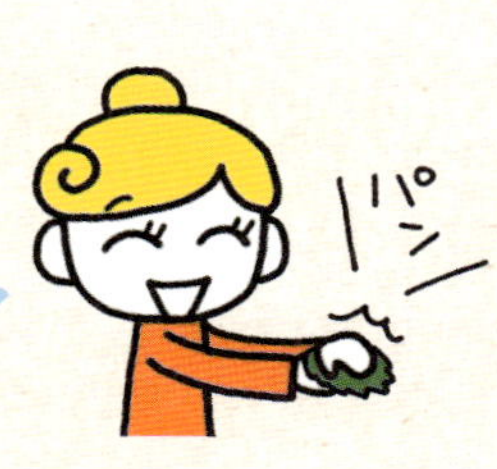

POINT
しそは料理の前に叩いて香りを強めます。ちなみに、しその葉は裏側の方が香りが強いので、しそで巻く料理は裏側に乗せると食材に香りがよく移ります。

RECIPE_56

甘酒の美容効果も期待できる
陳皮甘酒

こんな人に 気虚・気滞
瘀血・寒

柑橘のさわやかな香りがストレスを解消してくれます。

材料（2人分）

酒粕……40g
陳皮……3g
水……300mℓ
砂糖……大さじ1と1/2
塩……少々
生姜の絞り汁……少々

作り方

1 酒粕は、陳皮と一緒に水に10分浸し、ふやかしておく。

2 鍋に1、砂糖、塩を入れて弱火で10分煮溶かす。器に注ぎ、生姜の絞り汁を加える。

砂糖の分量は
お好みの甘さに合わせて
調整してね

POINT
市販の甘酒を使用するときは、添加物や砂糖が入っていないタイプを選びましょう。

精神的トラブルなど心の不調

29

不眠

おもな症状

- 布団に入ってもなかなか寝つけない
- 熟睡できない
- 寝てもすぐに目が覚めてしまう

薬膳アドバイス

「心」の不調が自律神経の乱れを起こします

心の機能が低下すると、体に熱がこもったり、体を冷却する働きが落ちて**自律神経が乱れ、不眠になります**。また、加齢や慢性疾患などで腎の機能が衰え、水分が不足してでた熱が心に影響して不眠になるケースもありますが、これはプレ更年期に多い症状のひとつです。そのほか、ストレスで肝の機能が低下して気が滞り熱を帯びて眠れない、胃腸の働きが低下して熱がこもる、考えすぎや心労で心に栄養が行き届かず、不眠になることもあります。

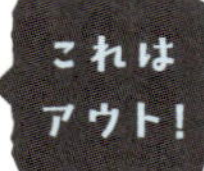

これはアウト！

ストレスや暴飲暴食は×寝る前のスマホも控えめに

過度なストレス、刺激物やアルコールの摂りすぎ、暴飲暴食は体内に熱を生み、精神が落ち着かずに眠れない原因になります。また、**寝る前に考えごとやスマホ、テレビを見すぎ**ると神経が休まらずに眠りが浅くなり、不眠の原因になります。

そんなあなたのおすすめ食材は

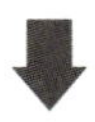

血を補い、心の機能を高めて精神を安定させる食材

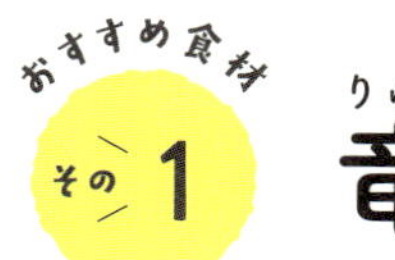

竜眼肉

りゅうがんにく

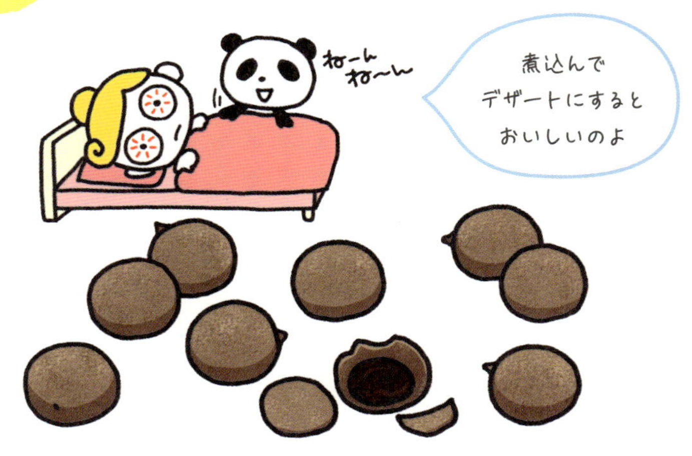

心を守って不眠を改善する

心の機能を高めて血を補うので、精神不安を改善させる効果があります。食欲不振やだるさ、貧血にもよい効果があります。体を温める作用もありますが、熱タイプの人やのぼせ、ほてりがある人は控えましょう。このほか、消化機能を高めて下痢を止める働きもあります。

こんな人に： 気虚・血虚・寒　　**五性：** 温性　**五味：** 甘酸味

おもな効能

- 血を補う
- 心の機能を高める
- 精神を安定させる
- 消化機能を高める
- 疲労回復

食べ方

- **[心労による不眠の改善]**
  ➡ 竜眼肉に蓮の実をプラスしてお粥やスープにする。
- **[消化機能の衰えによる下痢に]**
  ➡ 竜眼肉に生姜をプラスして一緒に煮込んで調理。
- **[血を補い、精神の安定に]**
  ➡ 竜眼肉にナツメをプラスしてお茶にする。

おすすめ食材 その2

ゆり根

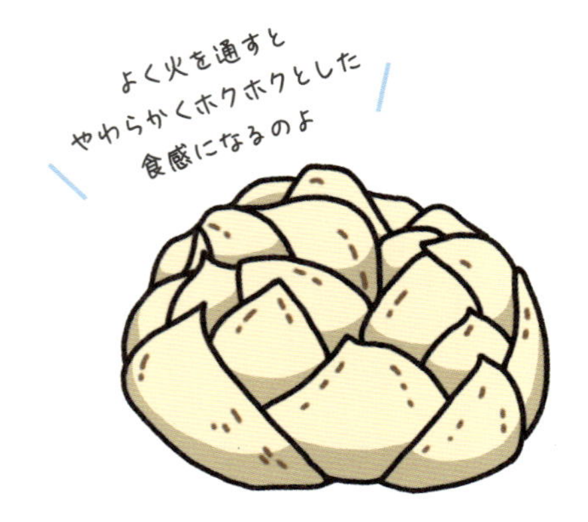

心の機能を高め精神を安定させるので、不安感、イライラ、不安感、不眠を解消する効果があります。肺や気管支をうるおして、咳を止める働きもあります。

こんな人に：陰虚・熱
五性：涼性　**五味**：甘味

おもな効能
- 気や血を補う
- 肺をうるおす
- 精神を安定させる
- 咳をしずめる

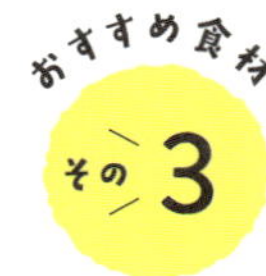

蓮の実

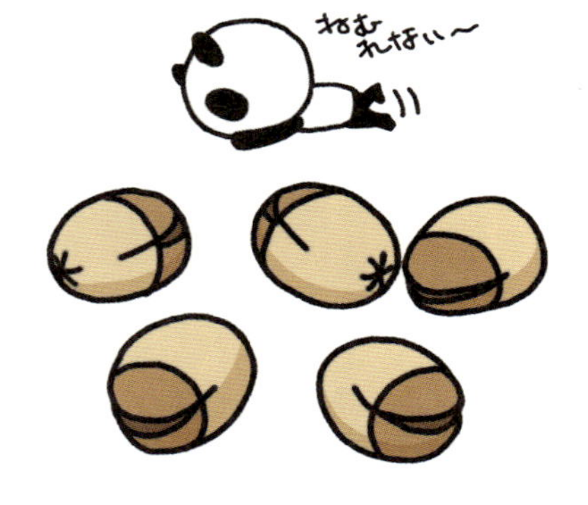

心の機能を高めて精神を安定する作用があるので、不眠におすすめの食材です。胃腸の働きを整えておりものを止めたり、慢性の下痢や動悸にも効果があります。

こんな人に：気虚・血虚
五性：平性　**五味**：甘味

おもな効能
- 心の機能を高める
- 胃腸の働きを高める
- 精神を安定させる
- 慢性の下痢を止める

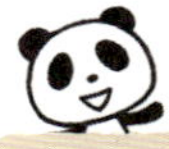

その他のおすすめ食材

調味料・スパイス	酢、五味子、陳皮
肉・魚	あん肝、鶏卵、牡蠣、アサリ、シジミ、アワビ、ナマコ、ひじき
野菜	小麦、トマト、セロリ、栗、ナツメ、桑の実、菊花
飲みもの	牛乳、甘酒、カモミールティー

RECIPE_57

竜眼肉の自然な甘みに癒される

竜眼肉と蓮の実のチェー（ぜんざい）

こんな人に　気虚・血虚

蓮の実と竜眼肉の組み合わせは、心労による不眠に効きます。

材料（2人分）

蓮の実 …… 20個
竜眼肉（乾燥） …… 4個
砂糖 …… 大さじ2
水 …… 400〜600mℓ
ココナッツミルク …… 100mℓ
水溶き片栗粉 …… 少々

作り方

1 蓮の実は水に入れて1時間ほどふやかし、鍋に入れてやわらかくなるまで1時間ほど煮込む。

2 途中で竜眼肉と砂糖を加え、1の水分が半分くらいになるまで煮込む。

3 ココナッツミルクを入れ、水溶き片栗粉でとろみをつける。

POINT

竜眼肉はライチに似たフルーツです。皮をむいて果肉を食べるのが一般的ですが、漢方や料理には、果肉を乾燥させたドライタイプを使います。

RECIPE_58

小麦とゆり根で安眠効果が高まる

ゆり根のクラムチャウダー

こんな人に　気虚・気滞　陰虚・熱

ゆり根と小麦を組み合わせることで、安眠効果がアップします。

材料（2人分）

ゆり根 …… 60g
バター …… 大さじ1
じゃがいも（角切り） …… 30g
にんじん（角切り） …… 20g
セロリ（角切り） …… 20g
小麦粉 …… 大さじ1
水 …… 200mℓ
コンソメキューブ …… 1/2個
牛乳 …… 200mℓ
塩・こしょう …… 各適量

作り方

1 ゆり根は1片ずつはがし、水で洗って汚れを落とす。

2 鍋にバターを入れて熱し、じゃがいも、にんじん、セロリ、小麦粉を入れて炒める。

3 1、水、コンソメを入れて煮込み、具がやわらかくなったら牛乳を加え、塩・こしょうで味を調える。

POINT

ほてって眠れないときは、アサリやシジミ、牡蠣などの貝を入れると熱を冷ます効果がアップします。

30 くよくよする

おもな症状

- 寝つきが悪い
- 訳もなく悲しく、不安になる
- 疲れやすく動悸がする

薬膳アドバイス 気・血を補って精神を安定させよう

繊細でデリケートなタイプ、気が弱いタイプ、生真面目なタイプの人は、**更年期になるとくよくよしたり被害妄想を持つなどの症状が現れやすくなります**。それらの症状が長期にわたると、うつ病になりやすいので注意が必要です。疲れやすくて動悸がする、訳もなく悲しくなる、寝つきが悪いなどの症状がある人は、心を滋養する**気・血が不足しているので、気・血を補い、精神を安定させましょう**。息詰まる感じがする場合は、滞った気の流れを改善し、消化機能を整えましょう。

これはアウト！ ストレスや不規則な生活は心身に影響を及ぼします

過剰なストレスや過労、睡眠不足、不規則な生活は、気・血が消耗し、心の機能を養えず、**うつや不安感が助長されます**。また、悲観的な映画を見たり、深く考えすぎると心や脾の働きが弱まって栄養が行きわたらず、精神を落ち着かせることができなくなります。

そんなあなたのおすすめ食材は

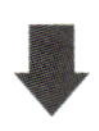

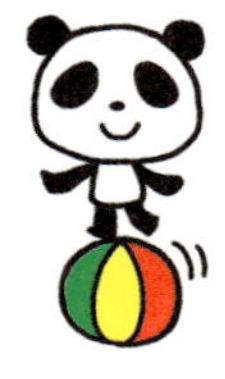

気・血を補い 心の働きを助ける食材

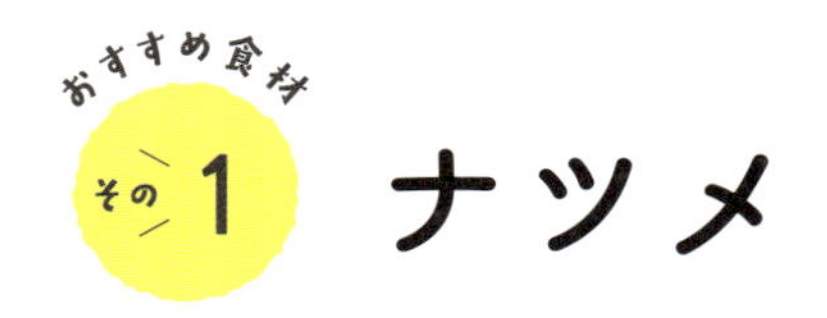

ナツメ

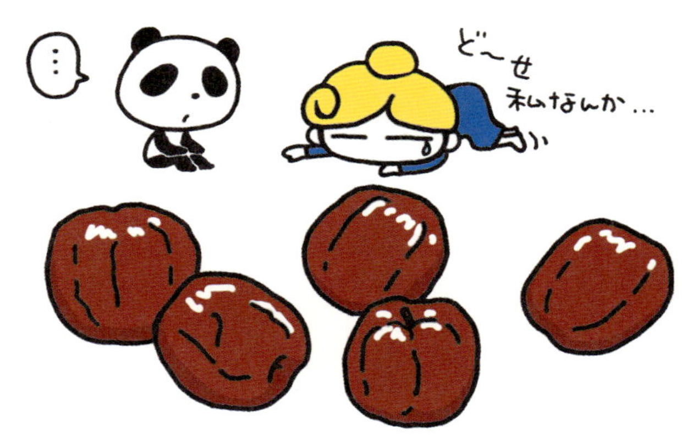

血を補えば 体力と気力がアップします

造血作用を高めて血を養い、精神を安定させる作用のほか、胃腸の働きを助けて体力をつける効果があります。生姜を加えると消化吸収力がアップし、食欲増進につながります。漢方薬でもナツメと生姜は薬の吸収を促進する作用があるので、よく一緒に配合されます。

こんな人に：気虚・血虚・寒　**五性：**温性　**五味：**甘味

おもな効能

- 血を補う
- 胃腸の働きを助ける
- 気を補う
- 美肌効果
- アレルギー症状の緩和

食べ方

- **[食欲不振、倦怠感、下痢の改善]**
  ➡ ナツメに生姜をプラスしてお茶やごはんにする。
- **[不安感、不眠、落ち込みなどの精神安定]**
  ➡ ナツメに竜眼肉をプラスしデザートにする。
- **[造血作用・体力アップに]**
  ➡ ナツメに牛肉をプラスしてミートソースや煮物にする。

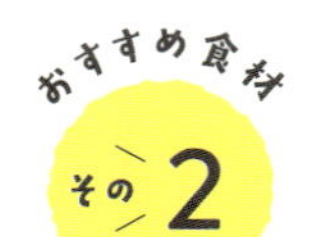

ゆり根

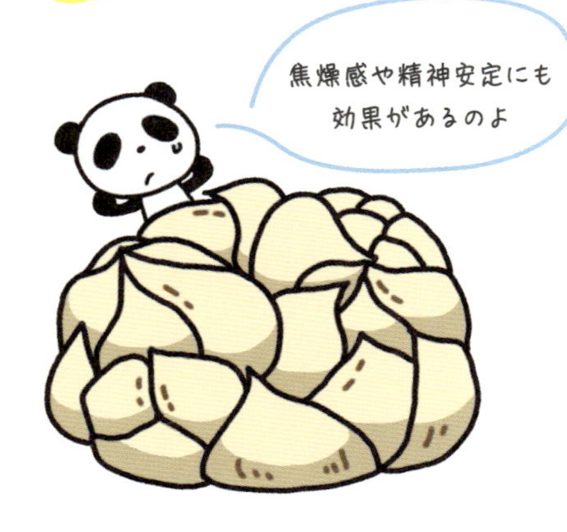

心の機能を高めて精神を安定し、動悸、不眠、イライラなどを解消します。肺をうるおして、から咳を止める作用もあります。

こんな人に：陰虚・熱
五性：涼性　**五味：**甘味

おもな効能
- 気や血を補う
- 肺をうるおす
- 精神を安定させる
- 咳をしずめる

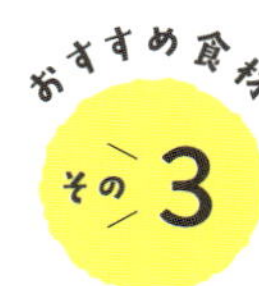

小麦

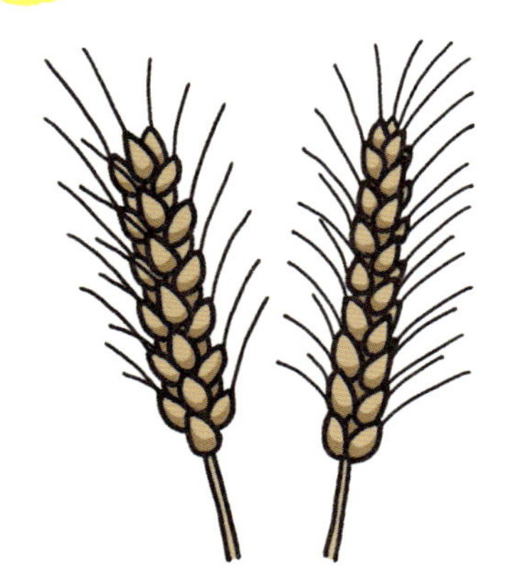

心の機能を高めて、動悸、不眠、精神安定によい効果があります。体にこもった熱を冷ましてイライラをしずめ、口の渇きをうるおしたり、腎をサポートする働きもあります。

こんな人に：気虚・陰虚・熱
五性：涼性　**五味：**甘味

おもな効能
- 体の熱を冷ます
- 精神を安定させる
- 消化不良の改善
- 口の渇きをうるおす

その他のおすすめ食材

調味料・スパイス	陳皮、サフラン、ローズマリー
肉・魚	ハツ、レバー、鶏卵、イワシ、あん肝、牡蠣、アサリ、シジミ
野菜	しそ、ちんげん菜、セロリ、桑の実、蓮の実、粟、アーモンド、ライチ
飲みもの	牛乳、甘酒、ウーロン茶、紅茶、ジャスミンティー、ローズティー

RECIPE_59

滋味を感じる味わい

ナツメの和風スープ

こんな人に	気虚・血虚・寒

ナツメと生姜の最強コンビで、食欲も気持ちもアップします

材料（2人分）

干ししいたけ……1個
かつおぶし……3g
ナツメ……4個
にんじん（半月切り）……3cm分
生姜（スライス）……2枚
昆布……10cm
水（干ししいたけの戻し汁を加えたもの）……400mℓ
しょうゆ……小さじ1
塩……少々

作り方

1 干ししいたけはぬるま湯（分量外）で戻し、軸を取ってそぎ切りにする。戻し汁は煮込み用に取っておく。かつおぶしはお茶バックに入れる。

2 鍋に1、ナツメ、にんじん、生姜、昆布、水を入れ、具材がやわらかくなるまで中火で煮込む。

3 お茶バックと昆布を取りだし、しょうゆと塩で味を調える。

保存容器に水、干ししいたけ、かつおぶし、昆布、ナツメを入れて前日からだしを作る方法もあるのよ

RECIPE_60

精神を落ち着かせ心を元気に

ゆり根と黒ごまのお粥

こんな人に	気虚・血虚・陰虚

ごまは外皮が硬いので、すりごまを使うことで消化がしやすくなります。

材料（2人分）

ゆり根……60g
米（洗っておく）……大さじ4
黒すりごま……小さじ2
水……1ℓ
塩……少々

作り方

1 ゆり根は1片ずつはがし、水で洗って汚れを落とす。

2 鍋に1、米、黒ごま、水を入れ、沸騰したら弱火で40分～1時間煮込み、塩で味を調える。

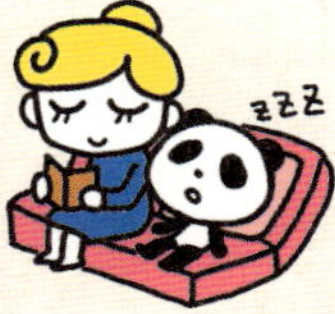

POINT

ゆり根は時間をかけてじっくり煮込むと、ねっとりした食感になります。

プレ更年期の漢方

食材事典

「タイプ」「五性」「五味」を見れば、その食材の持つ性質がわかります。自分の症状や体質に合った食材を見つけましょう。

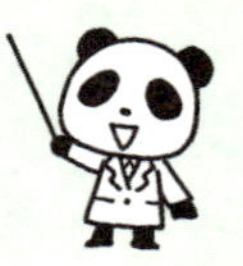

あ→か

イカ

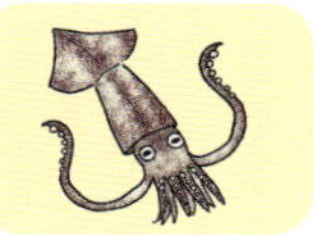

- 生理不順 — P.48

タイプ	気虚	気滞	**血虚**	瘀血	**陰虚**	水毒	熱	寒

五性	熱	温	**平**	涼	寒	五味	酸	苦	甘	辛	**鹹**

イワシ

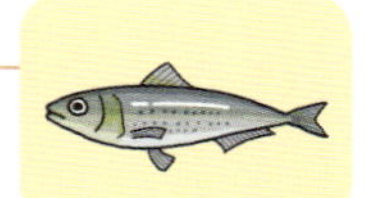

- 骨粗しょう症 — P.56

タイプ	**気虚**	気滞	血虚	**瘀血**	陰虚	水毒	熱	**寒**

五性	熱	**温**	平	涼	寒	五味	酸	苦	**甘**	辛	鹹

ウイキョウ

- 胃痛 — P.107

タイプ	**気虚**	**気滞**	血虚	瘀血	陰虚	水毒	熱	**寒**

五性	熱	**温**	平	涼	寒	五味	酸	苦	甘	**辛**	鹹

うど

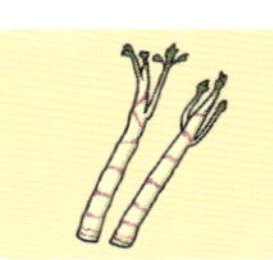

- 関節の痛み・しびれ — P.88

タイプ	気虚	気滞	血虚	**瘀血**	陰虚	**水毒**	熱	**寒**

五性	熱	**温**	平	涼	寒	五味	酸	**苦**	甘	**辛**	鹹

うなぎ

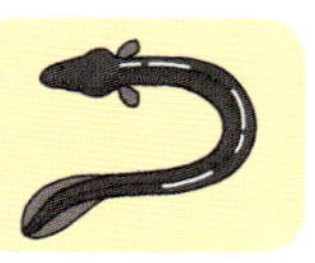

- 目のくま・たるみ — P.124

タイプ	**気虚**	気滞	**血虚**	瘀血	陰虚	**水毒**	熱	**寒**

五性	熱	温	**平**	涼	寒	五味	酸	苦	**甘**	辛	鹹

梅

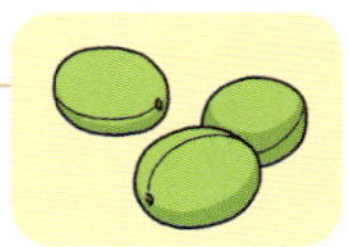

- 多汗 — P.72
- 下痢 — P.104

タイプ	**気虚**	気滞	血虚	瘀血	**陰虚**	水毒	熱	寒

五性	熱	温	**平**	涼	寒	五味	**酸**	苦	甘	辛	鹹

エビ

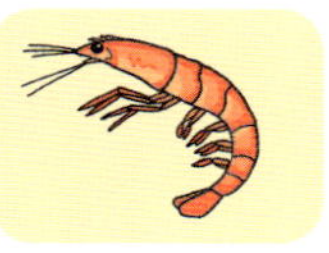

- 冷え性 — P.36

タイプ	**気虚**	気滞	血虚	瘀血	陰虚	水毒	熱	**寒**

五性	熱	**温**	平	涼	寒	五味	酸	苦	**甘**	辛	**鹹**

黄耆（おうぎ）

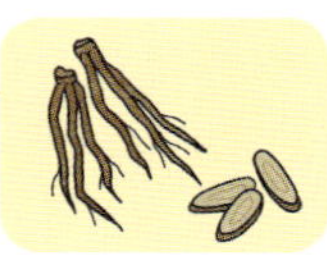

- 多汗 — P.72

タイプ	**気虚**	気滞	血虚	瘀血	**陰虚**	**水毒**	熱	寒

五性	熱	**温**	平	涼	寒	五味	酸	苦	**甘**	辛	鹹

何首烏（かしゅう）

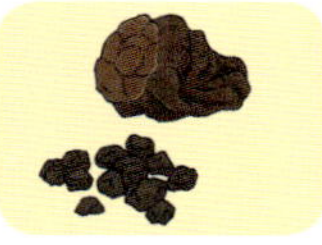

- 白髪・薄毛 — P.128

タイプ	**気虚**	気滞	**血虚**	瘀血	**陰虚**	水毒	熱	寒

五性	熱	**温**	平	涼	寒	五味	酸	**苦**	**甘**	辛	鹹

菊花（きくか）

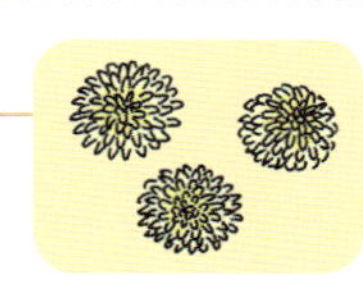

- 頭痛 — P.80
- 疲れ目・ドライアイ — P.100

タイプ	気虚	**気滞**	血虚	瘀血	陰虚	水毒	**熱**	寒

五性	熱	温	平	**涼**	寒	五味	酸	**苦**	**甘**	辛	鹹

牛肉

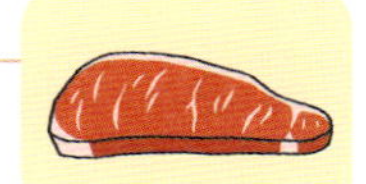

- 貧血 — P.39

タイプ　**気虚** 気滞 **血虚** 瘀血 陰虚 水毒 熱 **寒**

五性　熱 温 **平** 涼 寒　五味　酸 苦 **甘** 辛 鹹

銀杏

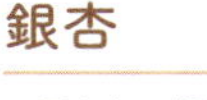

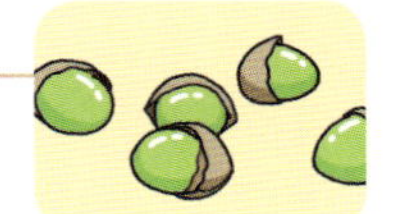

- 尿もれ・頻尿 — P.59

タイプ　**気虚** 気滞 血虚 瘀血 陰虚 **水毒** 熱 **寒**

五性　熱 温 **平** 涼 寒　五味　酸 **苦** **甘** 辛 鹹

金針菜（きんしんさい）

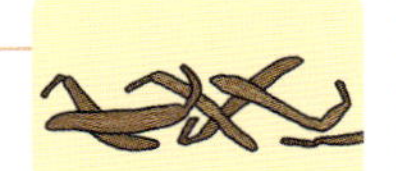

- 頭痛 — P.79

タイプ　気虚 気滞 **血虚** 瘀血 陰虚 **水毒** **熱** 寒

五性　熱 温 平 **涼** 寒　五味　酸 苦 **甘** 辛 鹹

クコの実

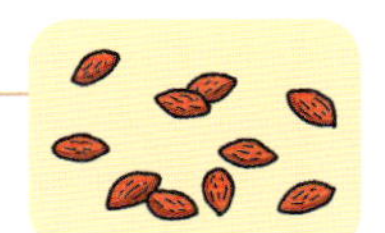

- 肩・腰のこり — P.84
- 疲れ目・ドライアイ — P.99

タイプ　**気虚** 気滞 **血虚** 瘀血 **陰虚** 水毒 熱 寒

五性　熱 温 **平** 涼 寒　五味　酸 苦 **甘** 辛 鹹

葛根（葛粉）

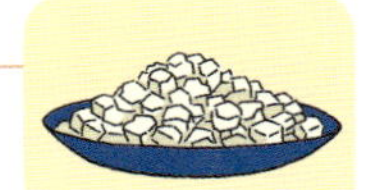

- 肩・腰のこり — P.83

タイプ　気虚 **気滞** 血虚 **瘀血** **陰虚** 水毒 **熱** 寒

五性　熱 温 平 **涼** 寒　五味　酸 苦 **甘** **辛** 鹹

クラゲ（食用クラゲ）

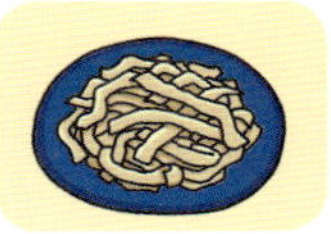

- 皮膚のかゆみ — P.120

タイプ　気虚 気滞 血虚 瘀血 **陰虚** 水毒 **熱** 寒

五性　熱 温 **平** 涼 寒　五味　酸 苦 甘 辛 **鹹**

栗

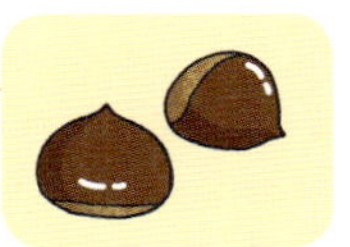

- 骨粗しょう症 — P.55

タイプ　**気虚** 気滞 血虚 **瘀血** 陰虚 水毒 熱 **寒**

五性　熱 **温** 平 涼 寒　五味　酸 苦 **甘** 辛 鹹

クルミ

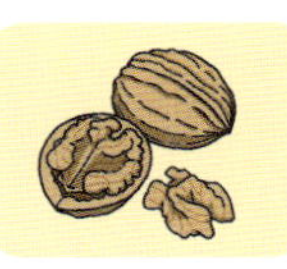

- 白髪・薄毛 — P.128

タイプ　**気虚** 気滞 **血虚** 瘀血 陰虚 水毒 熱 **寒**

五性　熱 **温** 平 涼 寒　五味　酸 苦 **甘** 辛 鹹

黒きくらげ

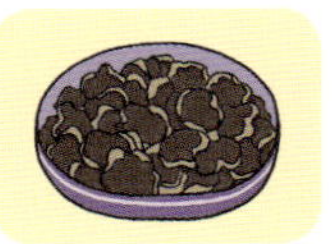

- 骨粗しょう症 — P.56
- 便秘 — P.68

タイプ　**気虚** 気滞 **血虚** **瘀血** **陰虚** 水毒 **熱** 寒

五性　熱 温 **平** 涼 寒　五味　酸 苦 **甘** 辛 鹹

黒ごま

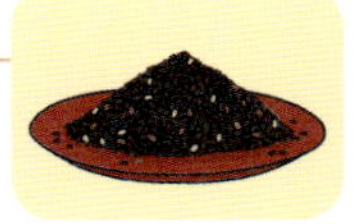

- 白髪・薄毛 — P.127

タイプ　気虚 気滞 **血虚** 瘀血 **陰虚** 水毒 熱 寒

五性　熱 温 **平** 涼 寒　五味　酸 苦 **甘** 辛 鹹

黒豆

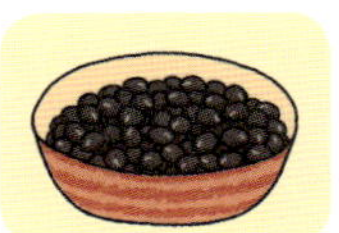

- 生理痛 — P.44
- めまい — P.75
- 目のくま・たるみ — P.124

タイプ　**気虚** 気滞 **血虚** **瘀血** **陰虚** **水毒** 熱 寒

五性　熱 温 **平** 涼 寒　五味　酸 苦 **甘** 辛 鹹

五味子（ごみし）

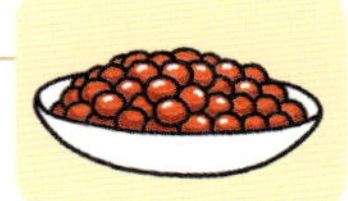

- 多汗 — P.71

タイプ　**気虚** 気滞 血虚 瘀血 **陰虚** 水毒 熱 寒

五性　熱 **温** 平 涼 寒　五味　**酸** 苦 甘 辛 鹹

昆布

- むくみ — P.96

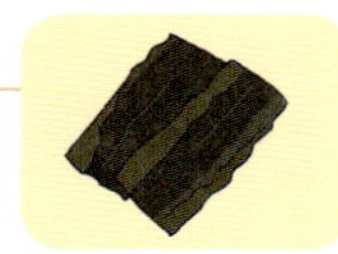

タイプ	気虚	気滞	血虚	瘀血	陰虚	**水毒**	**熱**	寒

五性	熱	温	平	涼	**寒**	五味	酸	苦	甘	辛	**鹹**

小麦

- くよくよする — P.152

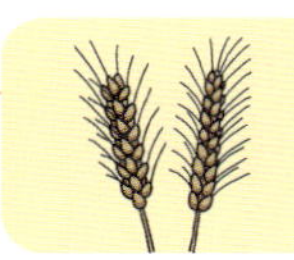

タイプ	**気虚**	気滞	血虚	瘀血	**陰虚**	水毒	**熱**	寒

五性	熱	温	平	**涼**	寒	五味	酸	苦	**甘**	辛	鹹

サンザシ

- 太りすぎ — P.135

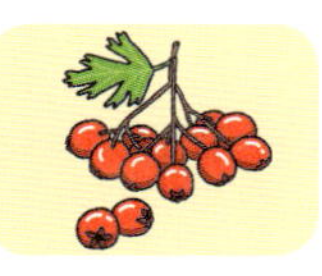

タイプ	気虚	**気滞**	血虚	**瘀血**	陰虚	水毒	**熱**	寒

五性	熱	**温**	平	涼	寒	五味	**酸**	苦	**甘**	辛	鹹

しそ

- 頭痛 — P.80
- 喉のつかえ — P.143

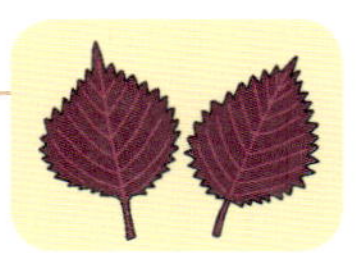

タイプ	気虚	**気滞**	血虚	瘀血	陰虚	**水毒**	熱	寒

五性	熱	**温**	平	涼	寒	五味	酸	苦	甘	**辛**	鹹

シナモン

- 冷え性 — P.36
- 関節の痛み・しびれ — P.88

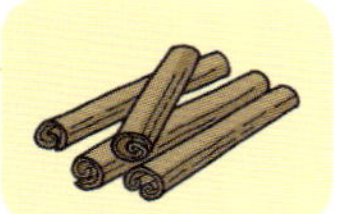

タイプ	気虚	気滞	血虚	**瘀血**	陰虚	水毒	熱	**寒**

五性	**熱**	温	平	涼	寒	五味	酸	苦	**甘**	**辛**	鹹

ジャスミン

- PMS — P.52

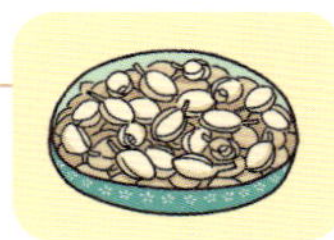

タイプ	気虚	**気滞**	血虚	**瘀血**	陰虚	水毒	熱	寒

五性	熱	**温**	平	涼	寒	五味	酸	苦	**甘**	**辛**	鹹

生姜

- 喉のつかえ — P.144

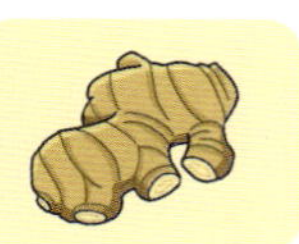

タイプ	気虚	**気滞**	血虚	瘀血	陰虚	**水毒**	熱	**寒**

五性	熱	**温**	平	涼	寒	五味	酸	苦	甘	**辛**	鹹

白きくらげ

- シワ — P.115

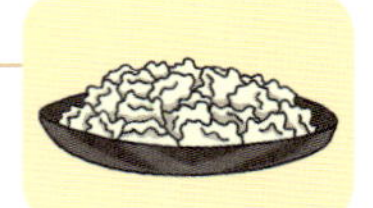

タイプ	**気虚**	気滞	血虚	瘀血	**陰虚**	水毒	熱	寒

五性	熱	温	**平**	涼	寒	五味	酸	苦	**甘**	辛	鹹

スッポン

- のぼせ・ほてり — P.64

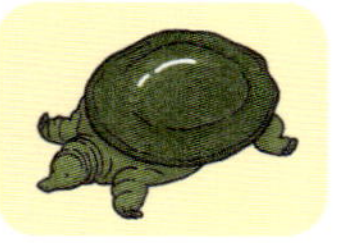

タイプ	**気虚**	気滞	**血虚**	瘀血	**陰虚**	水毒	熱	寒

五性	熱	温	**平**	涼	寒	五味	酸	苦	**甘**	辛	鹹

セロリ

- ストレス・イライラ — P.139

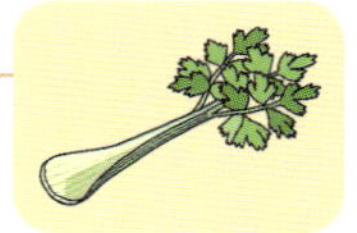

タイプ	**気虚**	気滞	血虚	**瘀血**	陰虚	水毒	**熱**	寒

五性	熱	温	平	**涼**	寒	五味	酸	**苦**	**甘**	辛	鹹

そば

- 下痢 — P.104

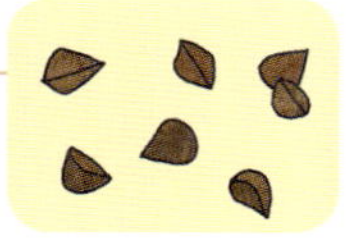

タイプ	気虚	**気滞**	血虚	瘀血	陰虚	水毒	**熱**	寒

五性	熱	温	平	**涼**	寒	五味	酸	苦	**甘**	辛	鹹

大根

- 胃痛 — P.108

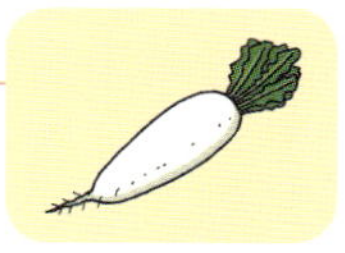

タイプ	気虚	**気滞**	血虚	瘀血	陰虚	水毒	**熱**	寒

五性	熱	温	平	**涼**	寒	五味	酸	苦	**甘**	**辛**	鹹

朝鮮人参

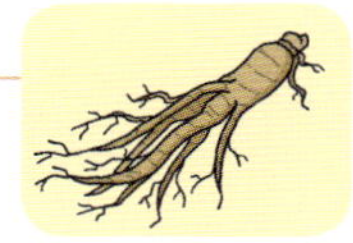

- 疲れ・だるさ — P.91

タイプ **気虚** 気滞 **血虚** 瘀血 陰虚 水毒 熱 **寒**

五性 熱 **温** 平 涼 寒　五味 酸 **苦** **甘** 辛 鹹

陳皮（ちんぴ）

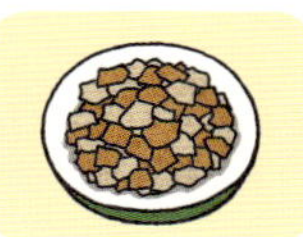

- 胃痛 — P.108
- 喉のつかえ — P.144

タイプ 気虚 **気滞** 血虚 瘀血 陰虚 **水毒** 熱 寒

五性 熱 **温** 平 涼 寒　五味 酸 **苦** 甘 **辛** 鹹

ツバメの巣

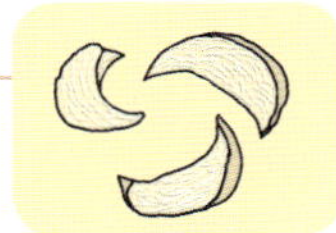

- シワ — P.116

タイプ **気虚** 気滞 **血虚** 瘀血 **陰虚** 水毒 熱 寒

五性 熱 温 **平** 涼 寒　五味 酸 苦 **甘** 辛 鹹

当帰

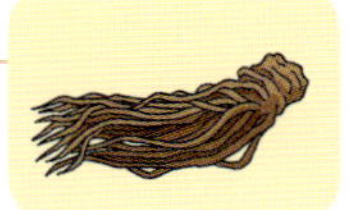

- 生理不順 — P.47

タイプ **気虚** **気滞** **血虚** **瘀血** 陰虚 水毒 熱 **寒**

五性 熱 **温** 平 涼 寒　五味 酸 苦 **甘** **辛** 鹹

冬瓜

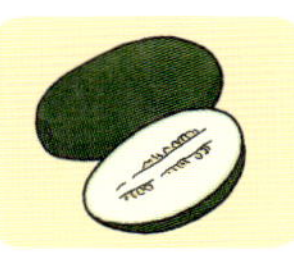

- むくみ — P.96

タイプ 気虚 気滞 血虚 瘀血 陰虚 **水毒** **熱** 寒

五性 熱 温 平 **涼** 寒　五味 酸 苦 **甘** 辛 鹹

豆乳

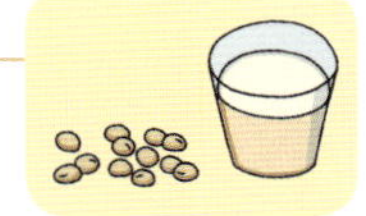

- のぼせ・ほてり — P.63

タイプ **気虚** 気滞 血虚 瘀血 **陰虚** 水毒 **熱** 寒

五性 熱 温 **平** 涼 寒　五味 酸 苦 **甘** 辛 鹹

豆腐

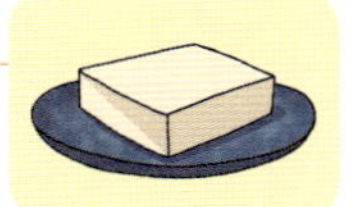

- 皮膚のかゆみ — P.119

タイプ **気虚** 気滞 血虚 瘀血 **陰虚** 水毒 **熱** 寒

五性 熱 温 平 **涼** 寒　五味 酸 苦 **甘** 辛 鹹

とうもろこし

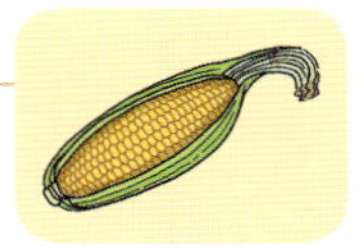

- むくみ — P.95

タイプ **気虚** 気滞 血虚 瘀血 陰虚 **水毒** 熱 寒

五性 熱 温 **平** 涼 寒　五味 酸 苦 **甘** 辛 鹹

トマト

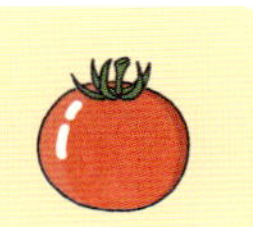

- のぼせ・ほてり — P.64
- ストレス・イライラ — P.140

タイプ 気虚 **気滞** 血虚 瘀血 **陰虚** 水毒 **熱** 寒

五性 熱 温 平 **涼** 寒　五味 **酸** 苦 **甘** 辛 鹹

鶏肉

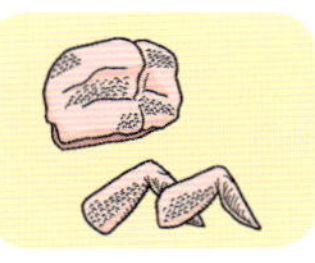

- 疲れ・だるさ — P.92

タイプ **気虚** 気滞 **血虚** 瘀血 陰虚 水毒 熱 **寒**

五性 熱 **温** 平 涼 寒　五味 酸 苦 **甘** 辛 鹹

長いも

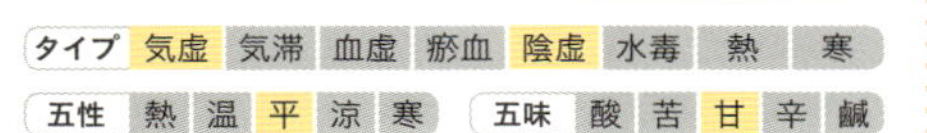

- 尿もれ・頻尿 — P.60
- シワ — P.116
- 体臭 — P.131

タイプ **気虚** 気滞 血虚 瘀血 **陰虚** 水毒 熱 寒

五性 熱 温 **平** 涼 寒　五味 酸 苦 **甘** 辛 鹹

なす

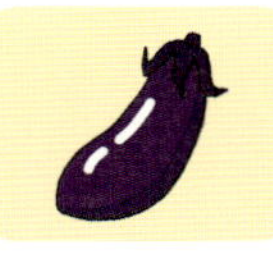

- シミ — P.112

タイプ 気虚 気滞 血虚 **瘀血** 陰虚 **水毒** **熱** 寒

五性 熱 温 平 **涼** 寒　五味 酸 苦 **甘** 辛 鹹

ナツメ

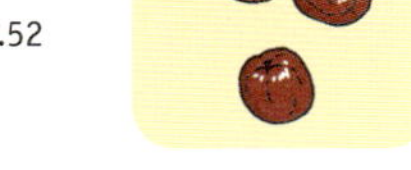

- 貧血 — P.40
- PMS — P.52
- 疲れ・だるさ — P.92
- くよくよする — P.151

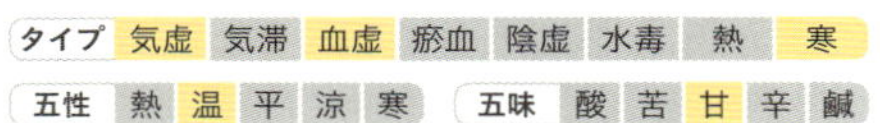

タイプ **気虚** 気滞 **血虚** 瘀血 陰虚 水毒 熱 **寒**

五性 熱 **温** 平 涼 寒　五味 酸 苦 **甘** 辛 鹹

にら

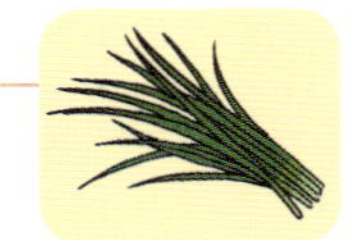

- 肩・腰のこり — P.84
- 目のくま・たるみ — P.123

タイプ **気虚** 気滞 **血虚** **瘀血** 陰虚 水毒 熱 **寒**

五性 熱 **温** 平 涼 寒　五味 酸 苦 甘 **辛** 鹹

蓮の葉

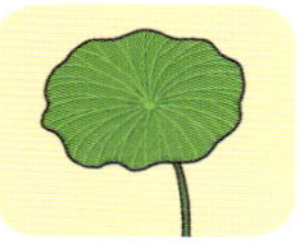

- 太りすぎ — P.136

タイプ 気虚 気滞 血虚 **瘀血** 陰虚 **水毒** **熱** 寒

五性 熱 温 **平** 涼 寒　五味 酸 **苦** 甘 辛 鹹

蓮の実

- 尿もれ・頻尿 — P.60
- 下痢 — P.103
- 不眠 — P.148

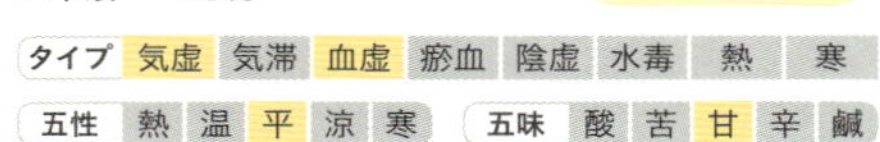

タイプ **気虚** 気滞 **血虚** 瘀血 陰虚 水毒 熱 寒

五性 熱 温 **平** 涼 寒　五味 酸 苦 **甘** 辛 鹹

パセリ

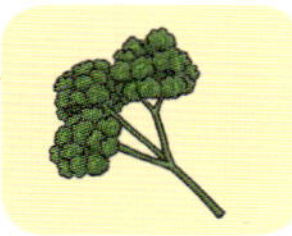

- シミ — P.112

タイプ 気虚 **気滞** **血虚** **瘀血** 陰虚 水毒 熱 **寒**

五性 熱 **温** 平 涼 寒　五味 酸 苦 甘 **辛** 鹹

はちみつ

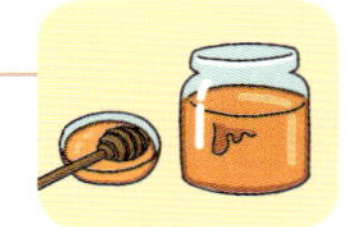

- 便秘 — P.67

タイプ **気虚** 気滞 **血虚** 瘀血 **陰虚** 水毒 熱 寒

五性 熱 温 **平** 涼 寒　五味 酸 苦 **甘** 辛 鹹

はと麦

- めまい — P.76
- 関節の痛み・しびれ — P.87
- 太りすぎ — P.136

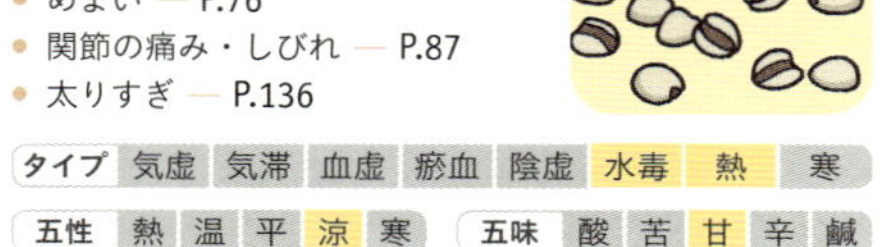

タイプ 気虚 気滞 血虚 瘀血 陰虚 **水毒** **熱** 寒

五性 熱 温 平 **涼** 寒　五味 酸 苦 **甘** 辛 鹹

ひじき

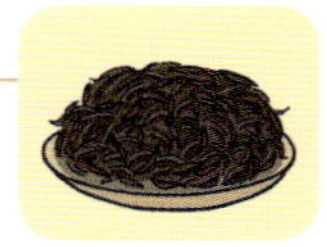

- めまい — P.76

タイプ 気虚 気滞 **血虚** 瘀血 陰虚 **水毒** **熱** 寒

五性 熱 温 平 涼 **寒**　五味 酸 **苦** 甘 辛 **鹹**

紅花

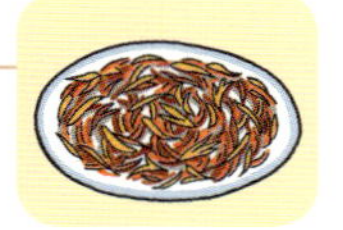

- 生理痛 — P.44
- シミ — P.111

タイプ 気虚 **気滞** **血虚** **瘀血** 陰虚 水毒 熱 **寒**

五性 熱 **温** 平 涼 寒　五味 酸 苦 甘 **辛** 鹹

マイカイカ

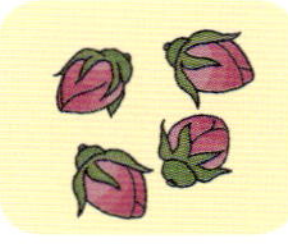

- 生理不順 — P.48

タイプ 気虚 **気滞** 血虚 **瘀血** 陰虚 水毒 熱 **寒**

五性 熱 **温** 平 涼 寒　五味 酸 **苦** **甘** 辛 鹹

マグロ

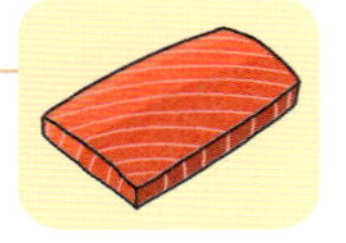

- 貧血 — P.40

タイプ **気虚** 気滞 **血虚** 瘀血 陰虚 水毒 熱 **寒**

五性 熱 **温** 平 涼 寒　五味 酸 苦 **甘** 辛 鹹

松の実

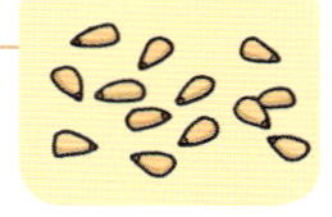

- 便秘 — P.68

タイプ **気虚** 気滞 **血虚** 瘀血 **陰虚** 水毒 熱 **寒**

五性 熱 **温** 平 涼 寒　五味 酸 苦 **甘** 辛 鹹

ミント

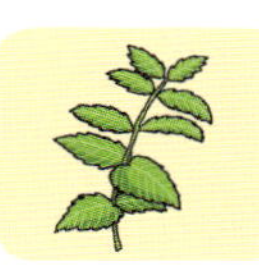

- 体臭 — P.132

タイプ　気虚　**気滞**　血虚　瘀血　陰虚　水毒　**熱**　寒

五性　熱　温　平　**涼**　寒　　五味　酸　苦　甘　**辛**　鹹

ゆり根

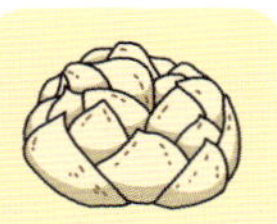

- 不眠 — P.148
- くよくよする — P.152

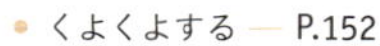

タイプ　気虚　気滞　血虚　瘀血　**陰虚**　水毒　**熱**　寒

五性　熱　温　平　**涼**　寒　　五味　酸　苦　**甘**　辛　鹹

羊肉（ラム肉）

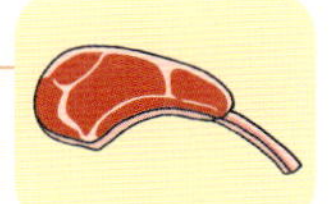

- 冷え性 — P.35

タイプ　**気虚**　気滞　**血虚**　瘀血　陰虚　水毒　熱　**寒**

五性　熱　**温**　平　涼　寒　　五味　酸　苦　**甘**　辛　鹹

よもぎ

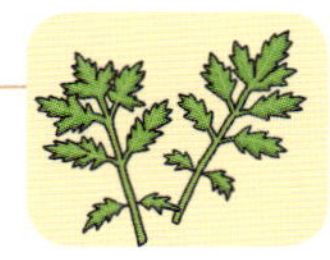

- 生理痛 — P.43

タイプ　気虚　気滞　血虚　**瘀血**　陰虚　水毒　熱　**寒**

五性　熱　**温**　平　涼　寒　　五味　酸　**苦**　甘　**辛**　鹹

ラベンダー

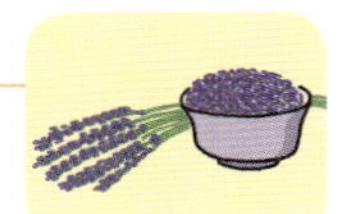

- 体臭 — P.132

タイプ　気虚　気滞　**血虚**　瘀血　**陰虚**　水毒　熱　寒

五性　熱　温　平　**涼**　寒　　五味　酸　**苦**　甘　**辛**　鹹

竜眼肉（りゅうがんにく）

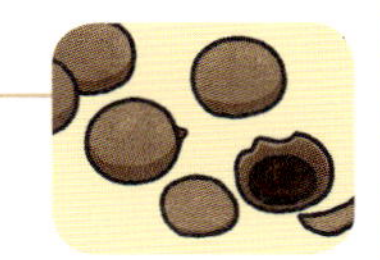

- 不眠 — P.147

タイプ　**気虚**　気滞　**血虚**　瘀血　陰虚　水毒　熱　**寒**

五性　熱　**温**　平　涼　寒　　五味　**酸**　苦　**甘**　辛　鹹

緑豆

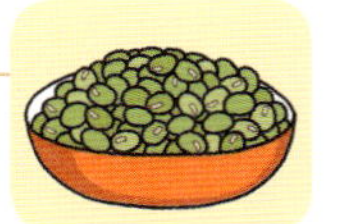

- 皮膚のかゆみ — P.120

タイプ　気虚　気滞　血虚　瘀血　陰虚　**水毒**　**熱**　寒

五性　熱　温　平　**涼**　寒　　五味　酸　苦　**甘**　辛　鹹

緑茶

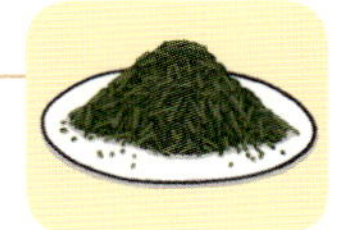

- ストレス・イライラ — P.140

タイプ　気虚　**気滞**　血虚　瘀血　陰虚　水毒　**熱**　寒

五性　熱　温　平　**涼**　寒　　五味　酸　**苦**　**甘**　辛　鹹

レバー

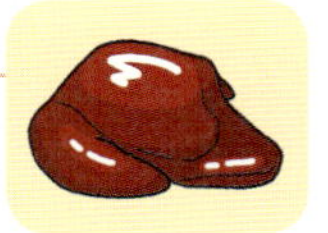

- 疲れ目・ドライアイ — P.100

タイプ　**気虚**　気滞　**血虚**　瘀血　**陰虚**　水毒　熱　寒

五性　熱　**温**　平　涼　寒　　五味　酸　**苦**　**甘**　辛　鹹

ローズ

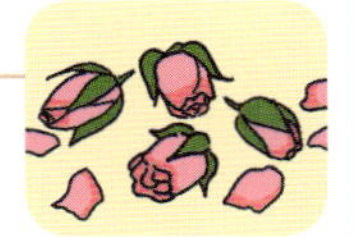

- PMS — P.51

タイプ　気虚　**気滞**　**血虚**　**瘀血**　**陰虚**　水毒　熱　寒

五性　熱　**温**　平　涼　寒　　五味　酸　苦　**甘**　辛　鹹

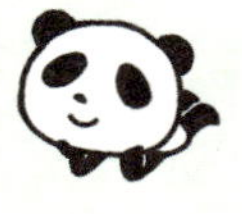

自分の体質に合った食材で
症状改善をめざしてね

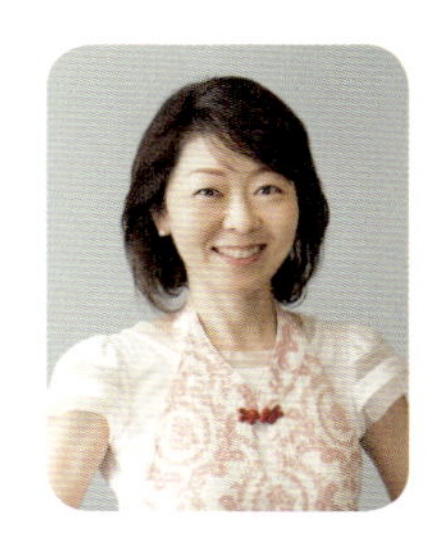

監修
杏仁美友（きょうにんみゆ）

一般社団法人薬膳コンシェルジュ協会代表理事。国際中医師、中医薬膳師、漢方＆薬膳アドバイザー。漢方薬や薬膳で自身の体調不良を改善したことをきっかけに、漢方や薬膳の世界に興味を持ち始める。2011 年に薬膳コンシェルジュ協会を設立し、学んだ知識がすぐに役に立つ薬膳コンシェルジュや、薬膳茶エバンジェリストの資格講座の運営にも力を注いでいる。レストランのメニュー監修、総合情報サイト「All About」漢方・薬膳料理ガイド、薬膳サプリの商品開発、講演会なども精力的におこなう。『マンガでわかるおうちで簡単！ 薬膳・漢方』『五性・五味・帰経がひと目でわかる食品成分表』（池田書店）、『超カンタン！ 漢方・薬膳』（枻出版社）、『いたわりごはん。』（オレンジページ）など監修・著書多数。

Staff
イラスト　河原ちょっと
編集協力　引田光江、渡邊雄一郎（グループONES）
デザイン　八木孝枝
DTP　大貫晴香

まいにちの食で体調を整える！
プレ更年期の漢方

2019 年 12 月 30 日　初版第 1 刷発行

監　修　杏仁美友
発行者　佐藤 秀
発行所　株式会社 つちや書店
〒100-0014　東京都千代田区永田町 2-4-11
電話 03-6205-7865　FAX 03-3593-2088
HP http://tsuchiyashoten.co.jp/
E-mail info@tsuchiyashoten.co.jp
印刷・製本　日経印刷株式会社

落丁・乱丁は当社にてお取り替え致します。